我艾我灸——艾灸治疗常见病

主编　张新成

辽宁科学技术出版社
·沈阳·

本书编委会

主　　编：张新成
副主编：高天舒　郭　欣　王　宏
编　者：张帅帅　刘　磊　汪　静　李　华　赵　玉
　　　　张峻铭　石　丹　王玲红　葛丽艳　刘菁菁
　　　　周　炜　宋春艳

图书在版编目（CIP）数据

我艾我灸：艾灸治疗常见病 / 张新成主编. —沈阳：辽
宁科学技术出版社，2014.2
　ISBN 978-7-5381-8395-5

　Ⅰ. ①我… 　Ⅱ. ①张… 　Ⅲ. ①常见病—艾灸　Ⅳ.
①R245.81

中国版本图书馆CIP数据核字（2013）第280080号

出版发行：辽宁科学技术出版社
　　　　　（地址：沈阳市和平区十一纬路29号　邮编：110003）
印刷者：辽宁彩色图文印刷有限公司
经销者：各地新华书店
幅面尺寸：168mm×236mm
印　　张：12
字　　数：250千字
出版时间：2014年2月第1版
印刷时间：2014年2月第1次印刷
责任编辑：凌　敏
封面设计：魔杰设计
版式设计：袁　舒
责任校对：李　霞

书　　号：ISBN 978-7-5381-8395-5
定　　价：39.80元

联系电话：024-23284363
邮购热线：024-23284502
E-mail:lingmin19@163.com
http://www.lnkj.com.cn

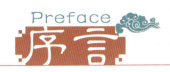

艾灸治疗常见病

艾灸疗法历史悠久，是祖国传统医学内病外治法的一种特色疗法，也是中医学的重要组成部分。其渊源也难以考究，可追溯至远古时期。古代劳动人民在生活中常常因外感风寒而发生恶寒、发热、头痛以及全身酸痛不适等病症，然后就火取暖，经火热之气的烘烤之后，往往因周身出汗而使疾病痊愈，这就是祖国传统医学灸法的萌芽。

灸法，是运用艾绒或其他药物在体表的穴位上或患病部位进行烧灼、熏烤、温熨，借灸火的热力以及药物的作用，直接或间接地施以适当的温热刺激，通过经络的传导，温通气血、扶正祛邪，从而达到防治疾病和养生的一种方法。

灸法能健身、防病、治病，在我国已有数千年历史。《礼记》中所记载的"头有疮则沐，身有疮则浴"便可证实。张仲景虽被推为汤药之祖，但"导引吐纳，缄灸膏摩"也未尝或废。早在春秋战国时期，人们已经开始广泛使用艾灸疗法，如《庄子》中有"越人熏之以艾"，《孟子》中有"七年之病，当求三年之艾"，《医学入门》讲："药之不及，针之不到，必须灸之。"《扁鹊心书》中云："夫人之真元乃一身之主宰，真气壮则人强，真气弱则人病，真气脱则人亡，保命之法，艾灼（艾灸）第一。"《黄帝内经》中云"针所不为，灸之所宜"等记载，历代医学著作中更比比皆是。

艾灸的原料是艾草。艾，又名冰台、艾蒿，是一种菊科多年生草本药用植物，被誉为百草之王。其茎、叶都含有挥发性芳香油，它所产生的奇特芳香，可驱蚊蝇、虫蚁，净化空气。中医学上以艾入药，有消肿活血、祛寒湿等功能。艾叶有抗病毒、平喘镇咳祛痰、抗过敏、止血、抗凝血、增强免疫、护肝利胆、解热止痛、镇静、抑制心脏收缩、降压等作用。中医学认为，艾灸是补充人体阳气最好的方法，因艾草长于山阳，是一种纯阳植物，加上火力的物理作用，能激发、提高机体的免疫功能，增强机体的抗病能力。具有通经活络、行气活血、祛湿逐寒、消肿散结、回阳救逆、防病保健的作用。广泛运用于内科、外科、妇科、儿科、五官科疾病中。

近年来，随着人们对艾灸的认识正在呈上升趋势，艾灸的好处也充分得到了广泛的肯定。现代的温灸疗法，并不直接接触皮肤，采用艾条悬灸、艾灸器温灸和药物温灸的方式来治疗疾病和保健养生的效果也很好。并具有使用方便，操作简单，不会烧灼皮肤产生瘢痕的特点。

追溯到古代，人们用灸法预防疾病，延年益寿。《黄帝内经》中说"大风汗出，灸意喜穴"，说的就是一种保健灸法。《庄子》记载圣人孔子"无病而自灸"，也是指用艾灸养生保健。宋代的著名医学家窦材把自己喻为扁鹊再生，写了一部医书《扁鹊心书》，书中重点倡导的就是扶阳，他认为"自古扶阳有三法。灼艾第一、丹药第二、附子第三"。"阳精若壮千年寿，阴气如强必毙伤"，说的就是要保命长寿，扶阳是不二法门。"阳气若足千年寿，扶阳方法第一方"，说的就是艾灸的好处。既然好处这么多，艾灸应该得到大力的应用和宣传，让艾灸为更多人带来健康的福音，灸出健康好身体。

张新成

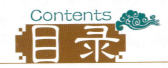

Contents
目录

养生灸常用的施灸穴位 …………………………… 009

艾灸治疗常见病 …………………………………… 025

1. 感冒 …………………………………………… 027

2. 咳嗽 …………………………………………… 029

3. 哮喘 …………………………………………… 031

4. 肺炎 …………………………………………… 033

5. 肺气肿 ………………………………………… 035

6. 肺结核 ………………………………………… 036

7. 胸膜炎 ………………………………………… 038

8. 急性胃肠炎 …………………………………… 040

9. 胃痛 …………………………………………… 042

10. 胃炎 ………………………………………… 044

11. 胃、十二指肠溃疡 …………………………… 046

12. 胃下垂 ……………………………………… 048

13. 胃肠痉挛症 ………………………………… 049

14. 慢性肠炎、结肠炎 …………………………… 051

15. 腹泻 ………………………………………… 053

16. 细菌性痢疾 ………………………………… 055

17. 慢性阑尾炎 ………………………………… 057

18. 便秘 ………………………………………… 059

19. 便血 ………………………………………… 061

20. 疟疾 ………………………………………… 063

21. 呃逆 ………………………………………… 065

22. 腹胀 ………………………………………… 067

23. 腹痛 …………………………………………… 069

24. 慢性肝炎 ………………………………………… 071

25. 肝硬化 …………………………………………… 074

26. 脂肪肝 …………………………………………… 076

27. 胆痛 ……………………………………………… 077

28. 慢性胰腺炎 ……………………………………… 078

29. 高血压 …………………………………………… 080

30. 低血压 …………………………………………… 082

31. 冠心病 …………………………………………… 084

32. 风湿性心脏病 …………………………………… 087

33. 病毒性心肌炎 …………………………………… 088

34. 眩晕 ……………………………………………… 089

35. 失眠 ……………………………………………… 091

36. 盗汗 ……………………………………………… 093

37. 嗜睡症 …………………………………………… 095

38. 癫痫 ……………………………………………… 097

39. 脑血管意外后遗症 ……………………………… 099

40. 坐骨神经痛 ……………………………………… 101

41. 头痛、偏头痛 …………………………………… 103

42. 贫血、再生障碍性贫血 ………………………… 105

43. 糖尿病 …………………………………………… 107

44. 甲状腺功能亢进症 ……………………………… 109

45. 甲状腺功能减退症 ……………………………… 111

46. 肥胖症 …………………………………………… 113

47. 阳痿 ……………………………………………… 115

48. 早泄 ……………………………………………… 117

49. 遗精 ……………………………………………… 118

50. 前列腺炎 ………………………………………… 119

51. 男子不育症 ……………………………………………………… 121

52. 尿路感染 ………………………………………………………… 123

53. 慢性肾小球肾炎 ………………………………………………… 125

54. 淋证 ……………………………………………………………… 127

55. 颈椎病 …………………………………………………………… 129

56. 落枕 ……………………………………………………………… 131

57. 肩关节周围炎 …………………………………………………… 133

58. 膝关节痛 ………………………………………………………… 135

59. 网球肘 …………………………………………………………… 137

60. 慢性腰肌劳损 …………………………………………………… 139

61. 腰椎间盘突出症 ………………………………………………… 141

62. 风湿、类风湿性关节炎 ………………………………………… 142

63. 足跟痛 …………………………………………………………… 144

64. 痛经 ……………………………………………………………… 145

65. 闭经 ……………………………………………………………… 147

66. 月经不调 ………………………………………………………… 148

67. 崩漏 ……………………………………………………………… 149

68. 带下症 …………………………………………………………… 151

69. 盆腔炎 …………………………………………………………… 153

70. 子宫脱垂 ………………………………………………………… 155

71. 更年期综合征 …………………………………………………… 157

72. 乳腺炎 …………………………………………………………… 159

73. 乳腺增生 ………………………………………………………… 161

74. 产后腹痛 ………………………………………………………… 163

75. 乳汁不足 ………………………………………………………… 165

76. 不孕症 …………………………………………………………… 167

77. 痤疮 ……………………………………………………………… 169

78. 荨麻疹 …………………………………………………………… 171

79. 雀斑、黄褐斑 ································· 173

80. 湿疹 ····································· 175

81. 神经性皮炎 ······························· 177

82. 银屑病 ·································· 178

83. 带状疱疹 ································· 179

84. 疔疮、疖肿、痈 ··························· 181

85. 痔疮 ···································· 182

86. 慢性鼻炎 ································· 184

87. 过敏性鼻炎 ······························· 186

88. 急慢性咽炎 ······························· 187

89. 扁桃体炎 ································· 189

90. 牙痛 ···································· 191

养生灸
常用的施
灸穴位

●大椎穴：位于第7颈椎棘突下凹陷中。具有清热解毒、疏风散寒、息风止痉、肃肺宁心的作用。为督脉、手足三阳经的交会穴，是全身退热之要穴，有双向调节的作用。主治外感、疟疾、寒热无汗、咽痛、咳嗽、虚寒性哮喘、头痛、小儿麻痹后遗症等病症。

●风池穴：在枕骨之下，与风府穴相平，在胸锁乳突肌与斜方肌上端之间的凹陷处，即后脑乳突后5厘米凹陷处。具有疏风清热、醒脑开窍、通经活络的作用，对感冒多汗、热病无汗、腰背肩酸痛、鼻炎、耳鸣等均有很好的疗效。

●风门穴：位于第2胸椎棘突下旁开5厘米处，具有宣肺解表、疏风清热的作用。主治伤风、咳嗽、气喘、发热、鼻塞、流涕、项背疼痛。

●肺俞穴：位于人体的背部，第3胸椎棘突下旁开5厘米处。具有养阴清热、调理肺气的作用，主治咳嗽、气喘、外感发热、痰多。《灸法秘传》称："咳嗽见血者，灸肺俞或行间。"《千金方》中说："上气咳逆，短气胸满多唾、唾血冷痰，灸肺俞五十壮。"

●神道穴：位于背部正中线上，第5胸椎棘突下凹陷中。具有清热通络、养心宁神的作用。主治咳嗽、气喘、身热头痛。

●膏肓穴：位于第4胸椎棘突下旁开10厘米，肩胛骨内侧缘。具有养阴清肺、补益虚损的作用，主治咳嗽、气喘、肺痨、完谷不化。《针灸资生经》说："久咳嗽宜先灸膏肓，次灸肺俞。"

●天突穴：位于颈部，当前正中线上，两锁骨中间，胸骨上窝中央。具有宽胸理气、化痰利咽喉的作用。主治咳嗽、哮喘、咽喉肿痛、咽痒。《玉龙歌》曰："哮喘之证最难当，夜间不睡气遑遑，天突妙穴易寻得，膻中着艾便安康。"《神龙本草经》中记载"天突治气喘咳嗽，可灸七壮"。

●定喘穴：位于背部正中线，第7颈椎棘突下定大椎穴，大椎穴旁开1.7厘米处。具有止咳平喘、通宣理肺的作用，主治哮喘、支气管炎、支气管哮喘、肺结核、百日咳。

●膻中穴：位于胸部正中线上，平第4肋间，两乳头连线的中点。具有宽胸理气、宁心安神的作用。主治气喘、咳嗽、胸痛、胸闷、心悸、心烦、乳汁不足、呃逆。现多用于支气管哮喘、支气管炎、食管狭窄、肋间神经痛、心绞痛、乳腺炎等疾病的调理。

●大杼穴：位于第1胸椎棘突下，旁开5厘米处。具有祛风解表、宣肺降逆的作用。主治发热、咳嗽、鼻塞、气喘。

●身柱穴：位于后背部正中线上，第3胸椎棘突下凹陷处。具有祛风解表、宣肺止咳、宁心镇痉的作用。主治身热头痛、咳嗽、气喘、惊厥、癫狂、痫证。

●肾俞穴：属于足太阳膀胱经，位于第2腰椎棘突旁开5厘米处。具有补肾益气、利水消肿、滋阴壮阳之效。主治腰痛、消渴、虚喘。

●云门穴：位于胸前壁外上方，前正中线旁开20厘米，肩胛骨喙突上方，锁骨外端下缘凹陷中，中府上3.33厘米处。具有宽胸理气、清肺除烦、止咳平喘的作用。主治胸中热、胸中烦满、咳嗽、气喘、肩臂痛、上肢不举。

●中府穴：位于胸前壁的外上方，云门穴下3.33厘米，前正中线旁开20厘米，平第1肋间隙处。具有宽胸理气、清热宣肺的作用。主治咳嗽、胸胀满、气喘、胸痛。

●足三里穴：为足阳明胃经之合穴，是五腧穴之一，胃腑的下合穴。位于犊鼻穴下10厘米（3寸），距胫骨前缘1横指处，具有调理脾胃、健运脾阳、温中散寒、补中益气、调和气血、宣通气机、驱邪防病、补虚强身的作用。中医学认为："脾胃为后天之本。"调补足三里，实即培补后天，是养生保健的第一要穴。灸足三里穴养生保健在我国古代有很多记载，提出无病之人，常灸足三里穴可以延年益寿，故称长寿之灸。还有常灸足三里，胜过吃老母鸡之说。艾条灸10～15分钟，艾盒灸30分钟左右。

●脾俞穴：位于第11胸椎棘突下，旁开5厘米处。具有健脾利湿、益气和中的作用。主治胃痛、腹胀、呕吐、痢疾、泄泻、便血、水肿、肩背腰疼。

●尺泽穴：位于肘横纹上，肱二头肌腱的桡侧缘。具有清热调肺、疏经通络的作用。主治咯血，喉痹，咳嗽，哮喘，鼻出血，胸胁胀满，肩、臂痛，肘臂挛痛，手臂不得举等。尺泽穴对呼吸系统疾病，如胸膜炎、肺炎、支气管炎、肺结核等所致的咳、痰、喘、吐血、咽喉疼痛有效。

●太渊穴：位于掌后腕横纹桡侧端，桡动脉桡侧凹陷中。具有清热宣肺、止咳利咽、通调血脉的作用。主治咳嗽、气喘、痰多、咯血、吐血。

●孔最穴：属手太阴肺经，位于前臂掌面桡侧，在尺泽穴与太渊穴连线上，腕横纹上23.33厘米处。具有清热止血、润肺理气的作用。主治咳嗽、气喘、咯血、热病无汗。

●辄筋穴：位于腋下中线10厘米，第4肋间隙，平乳头处取之。具有疏肝和胃、疏经活络的作用。主治胸闷、气喘、多涎、呕吐。

●期门穴：为足厥阴肝经上的主要穴位之一，位于胸部，乳头直下，第6肋间隙，与巨阙穴齐平。具有疏肝理气、健脾和胃的作用。主治肝病、胸部胀满疼痛、咳喘、乳腺炎、乳腺增生等。

●天枢穴：属于足阳明胃经，是手阳明大肠经的募穴，腹部要穴，位于肚脐旁开6.66厘米，以治疗肠胃疾病为主。具有疏调肠腑、理气行滞、消食的作用。艾灸此穴对于改善肠腑功能，消除或减轻肠道功能失常而导致的各种病症有显著的功效。主治腹痛、腹胀、便秘、腹泻、痢疾、月经不调、痛经等疾患。

●内关穴：位于腕横纹上6.66厘米处，肌腱之间，属于厥阴心包经。具有宁心安神、理气和胃、疏经通络的作用。主治胃、心、心包络疾患以及与情志失和、气机阻滞有关的脏腑器官、肢体病变。如胃痛、呕吐、呃逆、心痛、胸闷、烦躁。

●上巨虚穴：位于小腿前外侧，当犊鼻穴下20厘米，距胫骨前缘1横指（中指），即足三里穴与下巨虚穴连线的中点处取穴。具有调和肠胃、通经活络。主治消化系统疾病，如阑尾炎、胃肠炎、泄泻、痢疾、疝气、便秘、消化不良；运动系统疾病，如脑血管病后遗症、下肢麻痹或痉挛、膝关节肿痛。

●下巨虚穴：位于犊鼻下30厘米，条口下约1横指，距胫骨前嵴约1横指处。在犊鼻穴与解溪穴的连线上取穴。具有调理肠胃、通经活络、安神定志的作用。主治腹泻、痢疾、小腹痛、下肢痿痹、乳痈等胃肠病症。

●气海穴：位于下腹部，前正中线上，肚脐中下5厘米处。具有益肾固精、升阳补气、调理冲任的作用。此穴有强壮之效，为保健之要穴。主治虚脱、形体羸瘦、脏气衰惫、乏力等气虚病症；水谷不化、绕脐疼痛、腹泻、痢疾、便秘等肠腑病症；小便不利、遗尿、夜尿症；遗精、阳痿、疝气；月经不调、痛经、闭经、崩漏、带下、阴挺、恶露不尽、胞衣不下等妇科病症。

●梁门穴：位于肚脐中上13.33厘米，前正中线旁开6.66厘米处。具有理气和胃、消积化食的作用。主治胃炎、胃或十二指肠溃疡、胃下垂、胃神经官能症、胃痛、腹胀、腹泻、肠鸣、呕吐。

●中脘穴：为手太阴、手少阳、足阳明、任脉之交会穴。位于腹部正中线，脐上13.33厘米处。中医学认为，胃是五脏六腑之中的一个重要器官，胃为水谷之海，饮食入胃以后，首先要经过胃的腐熟阶段，而腐熟水谷正是胃的功能。所以将胃的功能和肾的功能称为"肾为先天之根，胃为后天之本"。由此可见胃气之盛衰对人体健康的关系是很大的，因为五脏六腑都要得到来于胃的水谷之气才能发挥各自的生理功能。凡治疗疾病应首先提升胃气，胃气调和则谷气生，故为养身保健要穴。灸中脘穴有利于提高脾胃功能，促进消化吸收和增强人体的抵抗力，对胃部疾病的全部症状均有非常好的效果，如胃脘胀痛、呕吐、呃逆、反酸、食欲不振等。中脘穴施养生灸法，艾条灸10～15分钟，艾盒灸30分钟左右。

●胃俞穴：位于第12胸椎棘突下，旁开5厘米处。具有理气和胃、化湿消滞的作用。主治胃痛、腹胀、腹泻、反胃呕吐、食欲不振、消化不良。

●关元穴：是任脉之穴，在脐下10厘米，是任脉和足三阴经交会穴，是养生保健强壮要穴，长期施灸可以使人元气充足，延年益寿。古人认为进入老年后，应该每年灸关元穴300壮，可以使老年人身体矫健、胃口好、面色红润。中医学认为，关元穴部位为一身元气（真阳）所在，化生精气之处，男子藏精，女子藏血之处。艾灸关元穴能使清阳上升、浊阴下降、元阳温暖、血液充盈，具补肾固精、补气回阳、通调冲任、理气活血之效，能调治诸虚百损及泌尿生殖系统的各种疾病。将艾条点燃后，靠近关元穴熏灸，每次灸

10～15分钟，以灸致局部皮肤微微红润为度，隔日施灸1次，每个月灸10次。艾盒灸30分钟左右；关元隔姜灸，将生姜切成0.2～0.4厘米厚的小片，用针刺数孔，放在关元穴上，然后置小艾炷点燃施灸。每次灸3～10壮，隔日灸1次，每个月灸10次；关元附子灸：将附子切成约0.4厘米厚的薄片，用水浸透后在中间刺数孔，放在关元穴上。然后置上小艾炷或中艾炷点燃施灸，灸致局部皮肤有温热舒适感为度。每次3～5壮，隔日1次，每个月10次。需注意的是孕妇忌灸关元穴。

● 神阙穴：位于肚脐正中处。具有补益脾胃、理气和肠、培元固本、回阳救逆的作用。主治四肢厥冷、泄泻、痢疾、腹痛、淋证、便秘、不孕症等。

● 章门穴：位于第11浮肋游离端的下际。简便取法，当屈肘靠近身体时，肘尖处即是此穴。具有疏肝健脾、化积消滞的作用。主治腹部胀痛、泄泻、呕吐、神疲乏力、胸胁疼痛、痞积、腰背痛不能转身。

● 不容穴：位于上腹部，肚脐上20厘米，距前正中线旁开6.66厘米处。具有理气调中、和胃止呕的作用。主治胃痛、腹胀、呕吐、食欲不振、胃不适。

● 巨阙穴：位于腹部正中线，肚脐上20厘米处。具有和中降逆、宁心安神、宽胸化痰的作用。主治胸满气短、咳逆上气、呃逆、呕吐、腹胀、反胃、吞酸、泄泻、心烦、胸痛。

● 膈俞穴：位于第7胸椎棘突下，旁开5厘米处，与肩胛骨下角平齐。具有调和脾胃、益气补虚、理血化瘀、宽胸降逆的作用。主治胃脘疼痛、胁腹胀满、呕吐、呃逆、吐血、便血、鼻出血、潮热盗汗。

● 三焦俞穴：位于第1腰椎棘突下，旁开5厘米处。具有通利三焦、疏调水道的作用。主治腹痛、腹胀、痢疾、泄泻、水谷不化、便秘、水肿、小便不利、腰背酸疼。

● 大肠俞穴：位于第4腰椎棘突下，旁开5厘米处，约与髂嵴高点相平。具有强壮腰膝、通肠利腑的作用。主治腹痛、腹胀、痢疾、泄泻、便秘、肠痈、痔漏、腰背酸疼。

● 命门穴：督脉之穴，位于在背部第2腰椎之下与脐相对。是人生命力的中心，为元气所住宿之处，可以发挥人与生俱有的体力并加以强化，具有补肾壮阳之功，为保健强壮之要穴。男子以藏精，女子以系胞，其气与肾通，是生命的根本，是维护生命的门户，故称命门。命门穴施养生灸法，艾条灸10～15分钟，艾盒灸30分钟左右。

● 腰俞穴：位于骶管裂孔处。具有清热利湿、调经通络的作用。主治泄泻、痢疾、便秘、便血、痔疮、月经不调、淋浊。

● 中膂俞穴：位于第3骶椎棘突下，旁开5厘米处。具有益肾壮腰、清利下焦的作用。主治痢疾、腹泻、腹胀、疝气、消渴病。

● 下脘穴：位于腹部正中线，脐上6.66厘米处。具有健脾和胃、消积化滞、理气止痛的作用。主治胃痛、反酸、吞酸、呕吐、呃逆、腹泻、痢疾、消化不良、痞块、虚肿。

●阑尾炎穴：位于小腿前外侧，在足三里穴直下3.33～6.66厘米之间，压痛最明显处取之。具有清热化瘀、通调肠腑、健脾利湿之效。主治急、慢性阑尾炎，急、慢性肠炎，故对于阑尾炎有效。

●承山穴：位于腓肠肌两肌腹之间，用力伸小腿时，在人字纹凹陷中。具有理肠疗痔、舒筋活络的作用。主治腿痛转筋、痔疮、便秘、便血、腹痛、鼻出血。

●太白穴：位于第1跖趾关节内侧后下方，即第1跖骨小头后缘，赤白肉际处。具有理气化湿、健脾和胃的作用。主治胃痛、呕吐、饥不欲食、食而不化、腹胀、腹痛、泄泻、痢疾、便下脓血、便秘、痔漏。

●呃逆点：位于乳头之下，平第7肋间隙。具有疏肝理气、健脾和胃的作用。主治呃逆、呕吐、乳腺炎。

●内庭穴：位于足背第2、3跖趾关节前方凹陷中，第2、3趾缝间的缝纹端，赤白肉际处。具有清胃泄热、通络止痛的作用。主治腹胀、泄泻、痢疾、便秘、胃痛、热病无汗。

●独阴穴：位于足底第2趾远端趾间关节横纹的中点处。具有行气止痛、调理冲任的作用。主治胸胁疼痛、心痛、腹痛、呕吐、吐血、月经不调、死胎、胞衣不下。

●胆俞穴：位于第10胸椎棘突下，旁开5厘米处。具有疏肝利胆、调和脾胃、理气解郁的作用。主治黄疸、口苦、呕吐、胸胁疼痛。

●阳陵泉穴：位于腓骨小头前下方凹陷中。具有疏肝利胆、清热利湿、舒筋利节的作用。主治胸胁疼痛、口苦、呕吐、黄疸。

●阴陵泉穴：位于胫骨内侧髁下缘凹陷中。具有健脾利湿、通利三焦、调补肝肾的作用。主治腹痛、腹胀、黄疸以及妇科疾病。

●阴谷穴：位于腘窝内侧，半腱肌腱与半膜肌腱之间凹陷中。具有清热利湿、调补肝肾的作用。主治阴囊湿痒、阳痿、崩漏、赤白带下、胸胁胀痛。

●三阴交穴：位于脚内踝高点直上10厘米，胫骨内侧面后缘处。具有调补肝肾、健脾和胃、行气活血、疏经通络的作用。主治腹胀、腹泻、肠鸣、脘腹疼痛及各种妇科疾病。

●胰俞穴：位于第8胸椎棘突下，旁开5厘米，膈俞穴与肝俞穴之间。具有养阴生津、润燥止渴、养胰健脾、调和肠胃的作用。主治胃脘痛、呃逆、口苦咽干、多饮多尿、消食、盗汗、胸胁疼痛。

●百会穴：位于头正中线与两耳尖连线中点。具有清热开窍、醒脑宁神、升阳益气、平肝息风的作用。主治头痛、眩晕、中风失语、耳鸣、耳聋。

●曲池穴：位于肘横纹端凹陷处。具有清热利湿、祛风解表、行气活血、调和气血的作用。主治发热、咽喉肿痛、耳鸣、头痛、高血压、半身不遂、瘫痪等。

●涌泉穴：位于足底中线的前、中1/3的交点处。具有清热开窍、交济心肾的作用。主治昏厥、头顶痛、眩晕、中风昏迷、高血压。灸之可引热下行、调和阴阳，使血压趋于正常。

●血压点：属于经外奇穴，位于第6、7颈椎棘突旁开6.66厘米处。具有调和气血的作用，主治高血压、低血压。

●曲泽穴：位于肘横纹上，肱二头肌腱尺侧缘。具有疏经活络、清热宁心、降逆止呕的作用。主治心痛、心悸、胃痛、咳嗽、呕吐、胸胁胀满、口干。

●郄门穴：位于腕横纹上16.66厘米处，在桡侧屈腕肌腱同掌长肌腱之间取穴。具有宁心安神、疏经活络、调和气血的作用。主治心痛、心悸、胸胀、咳嗽、烦闷。

●心俞穴：位于背部第5胸椎棘突下，旁开5厘米处。具有通络止痛、养血宁心、宽胸理气的作用。主治心悸、失眠、健忘、心烦、吐血以及心绞痛、风湿性心脏病、冠心病、心动过速或过缓、心律不齐等。

●乳根穴：位于乳头直下，乳房根部，当第5肋间隙，距前正中线13.33厘米处。具有宽胸理气、活络通乳的作用。主治胸下满痛、胸闷、乳少、乳痛、乳腺炎。

●厥阴俞穴：位于背部第4胸椎棘突下，旁开5厘米处。具有宽胸理气、疏通心脉的作用。主治胸闷、气短、心悸、呕吐、咳嗽及心绞痛、风湿性心脏病、心律不齐等。

●丰隆穴：位于外踝尖上26.66厘米，条口穴外1横指处。具有疏经活络、化痰祛湿的作用。主治痰多、气喘、咳嗽、胸闷、胸痛、眩晕、头痛、便秘、呕吐、癫痫。

●太冲穴：位于足背，第1、2跖骨结合部之前5厘米处。具有疏肝利胆、通经活络、息风宁神的作用。主治头痛、目眩、失眠、胸胁胀痛、中风先兆。

●安眠穴：位于风池穴与翳风穴连线的中点。具有宁心安神的作用，主治失眠、眩晕、头痛、心悸、烦躁。

●阴郄穴：在前臂掌侧，当尺侧腕屈肌腱的桡侧缘，腕横纹上1.7厘米。具有宁心安神、益阴固表、调和气血的作用。主治头痛、目眩、心痛、心悸、骨蒸盗汗。

●环跳穴：在股骨大转子高点与骶管裂孔连线的外1/3与内2/3的交点处。具有祛风除湿、通经活络、舒筋利节的作用。主治腰胯疼痛、下肢痿痹、半身不遂、风疹、挫闪腰痛、不能转侧。

●肩井穴：位于大椎穴与肩峰连线的中点处。具有疏经活络、理气豁痰的作用。主治肩背痛、臂不举、颈项强痛、中风偏瘫、落枕、头痛。

●风市穴：位于大腿外侧正中，腘横纹水平线上23.35厘米，股外侧肌与股二头肌之间。或直立垂手时，中指尖下即是此穴。具有疏经活络、散风除湿的作用。主治中风半身不遂、下肢痿痹、麻木、腿膝无力、遍身瘙痒。

●委中穴：位于腘横纹的中央，股二头肌腱与半腱肌腱的中央。具有清热解毒、舒筋利节的作用。主治腰背疼痛、膝关节肿痛、下肢痿痹、腘筋挛急、半身不遂、腹痛、疟疾、小便不利。

●悬钟穴：位于外踝尖上10厘米，腓骨后缘处。具有祛风止痛、通经活络、疏肝理气的作用。主治半身不遂、颈项强痛、膝腿疼痛。

●足临泣穴：位于第4、5跖骨结合部的前方，小趾伸肌腱的外侧凹陷中。具有通经活络、疏肝利胆、清利头目的作用。主治中风偏瘫、痹痛不仁、头痛、月经不调。

●阿是穴：自我感觉不适的部位进行施灸，具有温经散寒、祛风除湿、通络止痛的效果。

●秩边穴：位于第4骶椎棘突下，旁开10厘米处。具有疏通下焦、强壮腰膝的作用。主治腰骶痛、下肢痿痹、小便不利、便秘、痔疮。

●率谷穴：位于耳尖直上，入发际5厘米处。具有疏经活络、息风止痉的作用。主治偏头痛、眩晕、烦满、小儿惊风。

●太溪穴：位于足内踝高点与跟腱之间的凹陷中。具有滋阴补肾、清肺止嗽、调理冲任的作用。主治糖尿病、失眠、健忘、月经不调、气喘、咳嗽、耳鸣、耳聋。在此穴施灸对改善贫血有很好的帮助。

●人迎穴：位于喉结旁5厘米处，与喉结相平，胸锁乳突肌的前缘。具有理气化痰、清肺利咽的作用。主治咽喉肿痛、气喘、瘰疬、瘿气、高血压。

●支沟穴：位于腕背横纹上10厘米，尺骨与桡骨之间。具有清泄三焦、和解少阳、疏经活络、通利胸胁的作用。主治便秘、热病无汗、肩背酸疼。

●八髎穴：位于腰骶椎处。又称上髎、次髎、中髎和下髎，左右共8个穴。主治腰骶部疾病、遗精、阳痿、月经不调、赤白带下、小腹胀痛、痛经、盆腔炎、下腰痛、坐骨神经痛、下肢痿痹、半身不遂、小便不利等病症。

●中极穴：位于腹部正中线上，肚脐下13.33厘米处。具有补肾培元、通利膀胱、调经止带、清利湿热的作用。主治小便不利、小便频数、淋漓不尽、阳痿、遗精、早泄及女性妇科疾病。

●会阴穴：位于男子阴囊根部与肛门的中间，女子在大阴唇后联合与肛门的中间。具有清利湿热、调经补肾的作用。主治小便不通、遗尿、溺水窒息、昏迷、癫狂、惊痫及男科和妇科疾病。

●肝俞穴：位于第9胸椎棘突下，旁开5厘米处。具有疏肝理气、养血明目、潜阳息风的作用。主治黄疸、胸胁疼痛、吐血、鼻出血。

●阴廉穴：位于大腿内侧，耻骨联合上缘中点旁开6.66厘米处的气冲穴直下6.66厘米处。具有通经止痛、疏肝调经的作用。主治不孕、股内侧痛、月经不调、赤白带下、阴痒、少腹痛。

●膀胱俞穴：位于第2骶椎棘突下，旁开5厘米处。具有清热利湿、通调膀胱的作用。主治小便不利、尿赤浊、遗尿、遗精、阳痿、阴部湿痒、女子瘕聚。

●落枕穴：位于手背2、3掌骨间，掌指关节后约1.7厘米凹陷处。具有舒筋通络、健脾助运的作用。主治落枕、手背红肿、手指麻木不仁不能屈伸、小儿消化不良、小儿急慢性惊风、脘腹疼痛。

●肩外俞穴：位于第7颈椎棘突下，旁开6.66厘米处。具有疏经通络、宣肺解表的作用。主治肩背酸疼、颈项强痛、咳嗽、气喘、寒热、目视不明。

●后溪穴：位于手内侧，第5掌指关节尺侧，掌指关节后横纹头，赤白肉际凹陷处。主治落枕、头项强痛、腰背痛、盗汗、颈项肿痛、臂重肿、肘挛痛、手指拘挛疼痛、癫狂、痫证。

●肩髃穴：位于肩峰前下方，当肩峰与肱骨大结节之间凹陷处。具有疏经利节、理气化痰的作用。主治肩背疼痛、手臂挛急、半身不遂、瘾疹、瘿气、瘰疬。

●秉风穴：位于肩胛冈上窝中央的凹陷中。具有舒筋活络的作用。主治肩胛酸痛、肩臂痛不可举、上肢麻木、颈项强直。

●尺泽穴：位于肘横纹上，肱二头肌腱桡侧缘凹陷中。具有疏经通络、清热宣肺、降逆利水的作用。主治肘臂屈伸不利、上肢瘫痪、肘臂挛痛、咽喉肿痛、咳嗽、气喘、咯血、潮热。

●膝眼穴：位于膝关节部伸侧面，髌韧带两侧与股骨和胫骨内、外髁所构成的凹陷处。具有舒筋利节、通经活络的作用。主治膝关节疼痛、腿脚重痛、鹤膝风、下肢痿痹、脚气。

●血海穴：位于髌骨内上缘上6.66厘米处。具有祛风除湿、理血调经的作用。主治股内侧痛、膝关节疼痛、月经不调、痛经、闭经、崩漏、湿疹、皮肤瘙痒、瘾疹。

●解溪穴：位于足背踝关节前横纹的中央与外踝尖相平齐。具有疏经活络、调理肠胃的作用。主治头痛、眩晕、胃热、腹胀、便秘、下肢痿痹、脚踝腕疼痛、癫狂。

●肘髎穴：位于曲池穴外上方3.33厘米处。具有疏经利节的作用，主治肘臂疼痛、拘挛麻木、上肢不遂、嗜睡。

●志室穴：位于第2腰椎棘突下，旁开10厘米处。具有补肾益精、通阳利尿的作用。主治阳痿、早泄、遗精、淋浊、小便不利、腰脊疼痛。

●腰阳关穴：位于第4腰椎棘突下凹陷中，后正中线上。具有补肾强腰、通络调经的作用。主治腰骶部疼痛、下肢痿痹、阳痿、早泄、遗精、淋浊、月经不调、白带异常。

●腰痛穴：位于手背指总伸肌腱的两侧，腕背横纹下3.33厘米处。具有舒筋止痛、活络壮腰的作用。主治急性腰扭伤、腰痛。

●承扶穴：位于大腿后面，臀下横纹的中点处。具有疏经活络的作用。主治腰、骶、臀、股骨部位的疼痛、阴痛、大小便不利。

●大钟穴：位于太溪穴下1.7厘米稍后，跟腱附着部的内侧凹陷中。具有滋阴补肾、清热肃肺的作用。主治足跟痛、嗜睡、月经不调、小便不利、咳嗽、气喘。

●然谷穴：位于舟骨粗隆下缘凹陷中。具有滋阴补肾、清热利湿的作用。主治下肢痿痹、足跟疼痛、自汗、盗汗。

●昆仑穴：位于外踝高点与跟腱之间的凹陷中。具有舒筋活络、清利头目的作用。主治头痛、腰骶疼痛、足跟肿痛。

●仆参穴：位于外踝后下方，昆仑穴直下，跟骨凹陷中赤白肉际处。具有疏经活络、舒筋健骨。主治下肢痿痹、足跟痛。

●隐白穴：位于足踇指内侧端，趾甲角旁0.333厘米处。具有健脾和胃、益气摄血、宁神定志的作用。主治月经过期不止、量多、崩漏、子宫出血、腹胀、吐血、便血、尿血。

●交信穴：位于太溪穴上6.66厘米，胫骨内侧后缘与复溜穴之间。具有通调经水、清利下焦的作用。主治月经不调、子宫出血、子宫脱落、睾丸肿痛。

●阴交穴：位于腹部正中线，脐下3.33厘米处。具有调理冲任、温肾益精的作用。主治子宫出血、白带异常、月经不调、产后出血。

●气门穴：位于腹部中外侧，脐下10厘米，正中线旁开10厘米处。具有调理冲任、利水通淋的作用。主治女子不孕、崩漏、淋证、子宫出血。

●带脉穴：位于第11肋骨游离端前直下与脐相平处。具有调经止带、疏经活络、清利湿热的作用。主治月经不调、经闭腹痛、赤白带下。

●子宫穴：位于脐中下13.33厘米，旁开10厘米处。具有调理冲任的作用。主治子宫下垂、月经不调、痛经、功能性子宫出血、子宫内膜炎、盆腔炎、不孕症。

●照海穴：位于足内踝下3.33厘米处。具有滋阴补肾、清利下焦的作用。主治月经不调、痛经、带下症、阴痒、子宫脱垂等。

●天宗穴：位于肩胛骨冈下窝的中央，约在肩胛冈下缘与肩胛下角之间的上1/3处。具有舒筋活络、宽胸行气的作用。主治肩胛酸痛、肘臂外侧疼痛、咳嗽、乳腺炎。

●少泽穴：位于小指尺侧，指甲角旁约0.333厘米处。具有活络通乳、清心开窍、泄热利咽的作用。主治乳腺炎、乳汁少，咽喉肿痛。

●乳房反射区：位于双足背面第2、3、4趾后方，即第2、3、4跖骨所形成的一片区域。主治胸部及乳腺疾病。

●印堂穴：位于两眉头连线的中点处。具有清头息风、清热解毒、宁心安神的作用。主治头晕、目眩、失眠、颜面疔疮、产后血晕。

●阴都穴：位于肚脐上13.33厘米，前正中线旁开1.7厘米处。具有调理冲任、和胃通肠的作用。主治胃脘痛、腹痛、不孕症。

●石门穴：位于腹部正中线上，肚脐下6.66厘米处。具有调经止带、温肾固精的作用。主治崩漏、带下症、经闭、产后恶露不尽、遗精、阴缩、下元虚冷、绕脐腹痛。孕妇慎用。

●地机穴：位于阴陵泉穴下10厘米处。具有健脾利湿、调补肝肾、理血固精的作用。主治子宫肌瘤、痛经、月经不调、男子精子少、水肿、痢疾。

●中都穴：位于内踝尖上23.33厘米处，胫骨内侧面的中央。具有通络调经、疏肝理气、消肿止痛的作用。主治崩漏、月经不调、恶露不尽、小腿痹痛。

●归来穴：位于肚脐下13.33厘米，旁开6.66厘米处。具有调补冲任、理气活血、温经散寒的作用。主治月经不调、赤白带下、闭经、崩漏、不孕、妇女阴冷肿痛、子宫脱垂。

●气穴：又名子户、胞门。位于肚脐下10厘米，前正中线旁开1.7厘米处。具有调理冲任、调补肝肾、清利下焦的作用。主治月经不调、赤白带下、闭经、崩漏、不孕。

●合谷穴：位于手背第1、2掌骨之间，约平第2掌骨桡侧的中点。具有祛风解表、通络开窍、清泄阳明、疏经镇痛的作用。主治发热、咽喉肿痛、瘾疹、疔疮、疥癣、丹毒。

●长强穴：位于尾骨尖端与肛门之间的中点。具有固肠止泻、清热利湿、镇痉息风的作用。主治脱肛、泄泻、痢疾、便秘、痔疮、阴部湿痒。

●会阳穴：位于尾骨下端旁1.7厘米处。具有清热利湿、壮腰补肾的作用。主治痢疾、泄泻、便秘、便血、痔疮、腹痛、阳痿、腰骶疼痛。

●迎香穴：位于鼻翼外缘中点，旁开1.7厘米处。具有疏散风热、通利鼻窍的作用。主治鼻塞、鼻出血、鼻炎、不闻香臭。此穴乃通鼻窍，治鼻塞、鼻炎的有效穴位。

●列缺穴：位于桡骨茎突的上方，腕横纹上5厘米处。具有宣肺解表、通经活络、利咽快膈的作用。主治咳嗽、气喘、伤风、咽喉干痛、口眼㖞斜。

●扁桃体穴：位于下颌角下缘，颈动脉前方，具有消肿止痛、清热利湿的作用。此为治疗急慢性扁桃体炎的经验效穴。

●少商穴：位于拇指桡侧，指甲角旁约0.333厘米处。具有清肺利咽、开窍苏厥的作用。主治咽喉肿痛、咳嗽、鼻出血、腮肿痛、中风昏迷。

●牙痛穴：位于掌心掌指纹与第3、4掌骨交点处取之。主治龋齿、牙外伤、牙齿过敏、急性牙髓炎、慢性牙髓炎等引起各种牙痛。

●翳风穴：位于耳垂后方，下颌角与颞骨乳突之间凹陷中。具有聪耳通窍、祛风通络的作用。主治耳鸣、耳聋、口眼㖞斜、齿痛。

●下关穴：合口取穴，在颧弓下缘，下颌髁状突的前方，颧弓与下颌切迹所形成的凹陷中，合口有孔，开口即闭。具有通利牙关、活络止痛、疏风清热的作用。主治齿痛、牙关紧闭、开合不利、口眼㖞斜、耳聋、耳鸣。

●颊车穴：开口取穴，在下颌角前上方1横指凹陷中或者用力咬紧上下齿，在咬肌隆起的高点处取穴。具有通利牙关、疏风活络的作用。主治口眼㖞斜、齿痛、脸颊肿痛、失音。

●百虫窝穴：位于大腿内侧，血海穴直上3.33厘米处。具有清热利湿、养血祛风的作用。主治虫积、疳积、风疹、湿疹、皮肤瘙痒、下部生疮。

●四花穴（膈俞穴、胆俞穴）：治疗高血压、偏头痛、呃逆、失眠，配翳风穴治疗久治不愈的面瘫；配脾俞穴治疗贫血；配膀胱俞穴治疗坐骨神经痛。

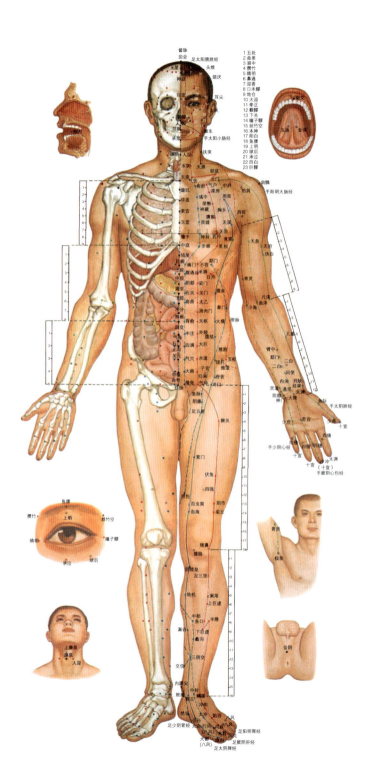

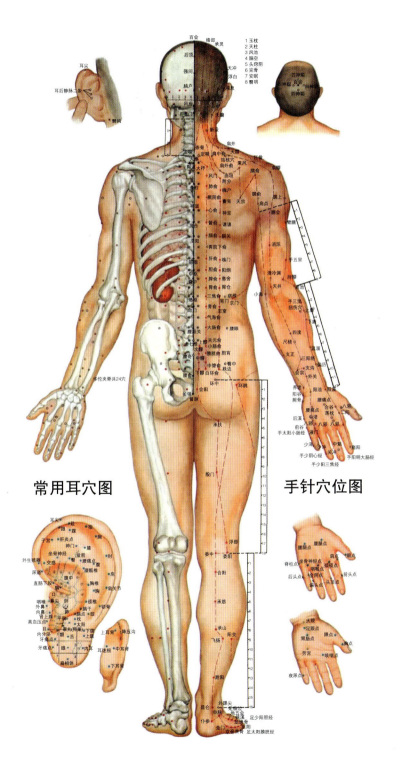

常用耳穴图

手针穴位图

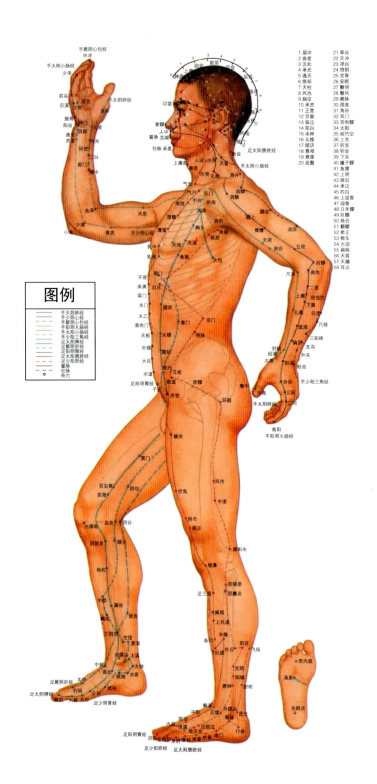

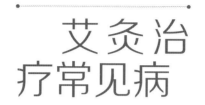

艾灸治
疗常见病

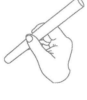

1. 感冒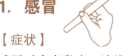

【症状】

感冒时多有鼻塞、流涕、喷嚏、咳嗽、头痛、发热、咽喉肿痛、全身不适等症状。

【自我诊断】

一般是着凉了之后，鼻子有些堵塞，不通气、流鼻涕、打喷嚏、喉咙疼痛不适、发热或怕冷、全身酸痛、疲乏无力。严重时会咳嗽得厉害，引起声音嘶哑，甚至咳嗽时胸部疼痛，一般1周左右即可好转或痊愈。

【施灸部位】

感冒根据症状分为两种类型，一是发热型，二是不发热型。不发热时，取大椎穴施灸；发热时加灸神道穴、肺俞穴。对于发热严重、顽固性高烧的患者以及病毒性感冒者，根据情况每天可灸 3～5次。儿童发烧时，可以在大椎穴、神道穴、肺俞穴进行施灸，灸10～20分钟，每日多灸几次。

大椎穴：艾条灸15～20分钟，艾盒灸20～30分钟；大椎穴刺血拔罐，再进行艾灸，对流感的疗效更好。风池穴、风门穴、肺俞穴、神道穴用艾条灸5～10分钟，艾盒灸10～15分钟（图1）。

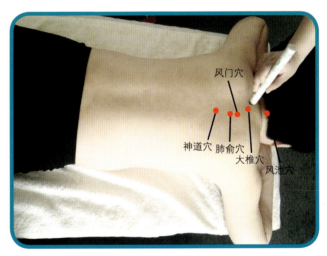

图1

【老中医的话】

感冒俗称"伤风"，是着凉了或者被感冒病毒感染后，出现鼻塞、流涕、打喷嚏、咳嗽、头痛、恶寒、发烧、咽喉肿痛、全身不适等症状的多发病。一年四季都可能发病，以冬春季节和寒冷季节最为多见。不分年龄、不分性别，有时有一定范围内的流行性。总的来说分为：风寒感冒、风热感冒、暑湿感冒和时行感冒（又称流行性感冒）。感冒初期应及时施灸，灸至身热汗微出为好。应多饮开水，饮食宜清淡，注意休息。

【温馨提示】

◎感冒，现代医学称为上呼吸道感染性疾病，容易患感冒的人，大多数是身体免疫力低或者是自身经络气血不通畅。大多数人1年会感冒3~5次，有些体质比较差的人好像一年四季都在感冒。身边一有人感冒，一定能传染到他。感冒算不上大病，但症状恶化时会引发并发症，因而不能忽视对感冒的治疗，尤其是对体弱或患有严重疾病的人。

◎感冒有寒热之分。对于风寒感冒者，禁食生冷寒凉、肥厚油腻及过甜的食物；风热感冒者，禁食辛辣燥热及助阳生热之物，如辣椒、油炸食物等。感冒的时候饮食应以清淡、易消化的食物为主，可以吃些新鲜的水果。寒证感冒者，宜喝生姜红糖水、热汤或热粥等。热证感冒者，伴有高热、口渴、口干、小便黄等热性表现时，可吃些苹果、西瓜、梨、香蕉等水果。感冒初期的人一定要慎食清热解毒之类的食物，如西瓜。因为食物清热解毒的作用会引邪入里，加重感冒症状或延长治愈的时间。

◎感冒发热可以捂着，但要适度地捂，因为捂着一方面不利于散热，另一方面捂着会引起大量出汗、脱水，甚至会出现休克、呼吸衰竭等症状；发烧时一定要多喝水，一方面可以补充发烧丢失的水分，另一方面多喝水可以多出汗、多排尿，带走部分热量，也有利于毒素的排泄，从而使体温下降。

◎艾灸时要注意保暖，防止受凉。冬春寒凉季节要注意做好预防工作。常开门窗，保持室内空气流通。流感高发季节尽量避免去人群多的公共场所。经常锻炼，对提高机体免疫力有一定的作用。

◎艾灸治疗感冒，可用双孔艾灸盒、四孔艾灸盒进行施灸，每天各穴位灸1次，6次为1个疗程，1个疗程即有明显效果。体质虚弱者，可以坚持长期艾灸，可增强身体免疫力，预防感冒。

◎对于艾灸效果不明显者，应及时配合其他疗法进行治疗，以免贻误病情。当然，采用其他方法治疗时，也可配合艾灸，往往会收到事半功倍的效果。

2. 咳嗽

【症状】

初期有咽喉部发痒、咳嗽、发热等表现者，一般都是受凉引起的外感性咳嗽，这种咳嗽大多发病1～2天后可见少量的黏痰，继续发展可出现咳嗽并有黄稠痰、白黏痰，病程可持续2～3周。还有一种咳嗽就是早晚咳嗽加重，大多是稀薄的痰，白色、黏性的泡沫痰，反反复复，经久不愈，寒冷季节加重，病程可持续2～3个月，甚至2年以上，有些人终身为此病困扰，这也是我们常说的老慢支、气管炎、哮喘、百日咳等病症所致。

【自我诊断】

主要以咳嗽为主，但应及时排除肺痨、肺痈、哮喘等肺部疾病引起的咳嗽。

【施灸部位】

肺俞穴、膏肓穴、天突穴用艾条灸5～10分钟，艾盒灸10～15分钟。《灸法秘传》称："咳嗽见血者，灸肺俞或行间"（图2）。

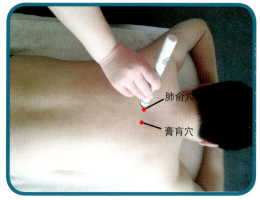
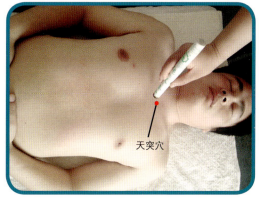

图2

【老中医的话】

咳嗽是呼吸系统疾病最常见的症状之一，一年四季皆可发病，以冬春季为多。当呼吸道黏膜受到异物、炎症、分泌物或过敏性因素等刺激时，即反射性地引起咳嗽，有助于排出侵入呼吸道的异物或分泌物，以消除对呼吸道的刺激。

咳嗽有外感和内伤之分，即有急性和慢性的区别。外感咳嗽（西医称急性支气管炎）多因外感病邪，导致肺气失宣，肃降失常，肺气上逆，痰饮犯肺而致咳嗽。内伤咳嗽（现代医学称慢性支气管炎）多因脏腑有病或功能失调，累及肺脏所致，或由急性转为慢性而成。若急性治疗不当或失治，可转化为慢性。而慢性病又可引起急性发作。

【温馨提示】

◎艾灸对急性支气管炎（外感咳嗽）的疗效较好，但必须及时彻底地治愈，防止转为慢性。艾灸疗效不明显者，应配合其他疗法，防止贻误病情。

◎慢性支气管炎患者要注意加强锻炼，增强体质，提高机体免疫力，预防感冒。咳嗽期间不宜食用肥甘厚味、油腻、辛辣刺激性的食物，应以清淡的饮食为主，采用此类方法效果不明显者，应配合其他方法，以免贻误病情。

◎咳嗽并不是一件坏事，它是一种自然的保护性反应，但是咳嗽比较剧烈，症状比较重，而且连续不间断的、持续性的咳嗽会使人感觉特别的难受。咳嗽在急性发作期如若治疗不当或失治，可转为慢性咳嗽；而慢性病所引发的咳嗽，也可引起急性发作。

◎咳嗽如果伴有头痛、鼻塞、流鼻涕、浑身发紧、酸疼及发热等表现时，其实是邪气在表，此时的咳嗽属于外感性咳嗽的初期，不可以急于应用止咳之类的药物，适量地用葱姜汤，再放些红糖，一起趁热喝下，身上微微地出少许汗，这种因受寒、受凉引起的咳嗽即可化解。

◎艾灸治疗咳嗽，可用双孔艾灸盒、四孔艾灸盒进行施灸，每天各穴位灸1次，10次为1个疗程，间隔3～5天再开始下一疗程，1个疗程即有明显效果。对于体质虚弱者，可以坚持长期艾灸，可增强身体免疫力，预防疾病的发生。

3. 哮喘

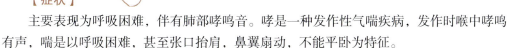

【症状】

主要表现为呼吸困难，伴有肺部哮鸣音。哮是一种发作性气喘疾病，发作时喉中哮鸣有声，喘是以呼吸困难，甚至张口抬肩，鼻翼扇动，不能平卧为特征。

【自我诊断】

引发哮喘的主要病因是过敏原和肺部感染。有寒冷季节容易发病或病情加重的特点，常先有喷嚏、咽喉发痒、胸闷等先兆症状，如治疗不当或不及时可迅速出现哮喘。急性发作时，有气急、哮鸣、咳痰、咳嗽，每次发作可达数小时，甚至数日方可缓解，哮喘症发作的时间大多在晚上，咳嗽、咳痰、胸闷、憋气加重，甚至整夜被折腾得无法入眠。若长期反复发作可使气道增厚与狭窄，发展成为阻塞性肺气肿、肺不张或气胸。

【施灸部位】

天突穴、肺俞穴、定喘穴、膻中穴用艾条灸5～10分钟，艾盒灸10～15分钟（图3）。

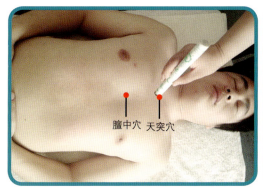
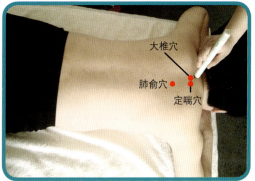

图3

【老中医的话】

中医学认为，本病属"哮证、喘证、痰饮"范畴，皆因宿痰内伏于肺，外感风寒、饮食不当、情志不畅等导致痰随气上，痰气交阻，闭塞气道，致使气机升降失调，气道不畅，哮喘发病。

引发哮喘的原因还有过敏原，常见的过敏原有花粉、灰尘、病毒、真菌、吸烟、化学气体、动物皮屑等，日常生活要尽量避免。本病有寒冷季节容易发病或病情加重的特点，在艾灸治疗期间应注意保暖，防受风寒，戒烟酒，忌食刺激性食品。

【温馨提示】

◎哮喘是支气管哮喘的简称，是人体免疫功能障碍，引起支气管平滑肌痉挛的一种临床症状，以嗜酸性粒细胞、肥大细胞反应为主的呼吸道变应性反应和呼吸道高反应性为特征的疾病。

◎哮喘患者的饮食宜清淡，忌食生冷、油腻、辛辣之品。轻度哮喘可采用食疗，重度哮喘需配合中西药物一起治疗。应加强锻炼、增强体质、提高机体免疫力、避免接触过敏原、注意防寒保暖、预防感冒。

◎对于哮喘可以通过食疗、药物敷贴、艾灸等方法进行"冬病夏治"，顾名思义，就是冬天的病夏天治疗。"冬病夏治"是祖国医学中一种独特的治疗方法，融合了中医学、时间医学、免疫学等诸学科的知识，根据中医"内病外治"和"冬病夏治"的理论，在农历"三伏"期间采用食疗、药物敷贴、艾灸等方法，具有极好的防病治病作用。具体来讲，"冬病"是指某些好发于冬季或冬季加重的病变，如颈、肩、腰、腿痛，风湿性、类风湿性关节炎，骨关节炎、支气管炎、支气管哮喘以及因风、湿、寒、火毒引起的各种疾病。而"夏治"是指在夏天人体阳气升发，体内寒气通畅时，采用"食疗、药物敷贴、艾灸"等方法治疗，对防治冬季旧病复发，有着显著的功效，目前此疗法已取得医学界的普遍认可，广大患者只要坚持治疗都会取得明显疗效。

◎无论是过敏性哮喘还是成人哮喘，包括儿童哮喘，都可以用艾灸的方法来治疗，可用双孔艾灸盒、四孔艾灸盒进行施灸，每天各穴位灸1次，10次为1个疗程，间隔3~5天再开始下一疗程，1个疗程即有明显的效果。对于体质虚弱者，可以坚持长期艾灸，既可增强身体免疫力，又可预防疾病的发生。

4. 肺炎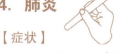

【症状】

表现为起病急骤、高热、咳嗽、咳痰、寒战、胸痛、气急、呼吸困难、发绀、恶心、呕吐、食欲不振。

【自我诊断】

症见咳喘哮鸣、痰稠色黄、发热面红、胸闷膈满、渴喜冷饮、声高息涌、呼吸延长；或咳嗽气促、喉间哮鸣声、咳痰清稀色白，呈黏沫状，形寒无汗，面色晦滞，四肢不温。

【施灸部位】

大椎穴、风门穴用艾条灸15~20分钟，艾盒灸20~30分钟；神道穴、肺俞穴、定喘穴、膻中穴、大杼穴、身柱穴用艾条灸5~10分钟，艾盒灸10~15分钟（图4）。

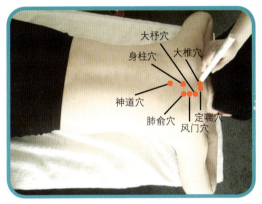
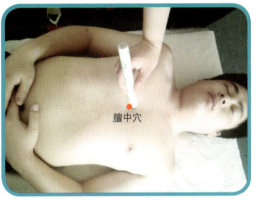

图4

【老中医的话】

中医学认为，本病与"肺热病""风温"相类似，常因外感风邪、劳倦过度，导致肺气不固、肺失宣降、痰热郁阻肺部而发病。

【温馨提示】

◎肺炎是由肺炎双球菌感染所致。按病变部位与性质分为：大叶性肺炎、小叶性肺炎、间质性肺炎、麻疹性肺炎及过敏性肺炎等类型。最常见的为大叶性肺炎，多发于冬春季节。

◎艾灸治疗对缓解咳喘症状有较好的效果，本病需配合药物治疗。急性期应卧床，注意室温以18~20℃为宜，并保持适当湿度，经常翻身，变换体位以减少肺部瘀血。

◎治疗肺炎应以中西医药物结合治疗为主，艾灸疗法只用于辅助治疗。治疗期间应加强营养，饮食宜清淡，注意休息。一般只要及时治疗，预后良好。

◎艾灸治疗肺炎可用双孔、四孔或六孔艾灸盒进行施灸，或艾条温和灸法，每次取3～5穴，艾条温灸各穴10～15分钟或艾盒灸各穴15～30分钟，以局部皮肤红润为度，每日1次，10次为1个疗程，间隔2～3天再开始下一疗程。长期坚持艾灸治疗，一定要灸好、灸透，才会有较好的疗效。

5. 肺气肿

【症状】

肺气肿是指由多种原因引起的肺脏过度充气而导致的慢性呼吸道疾病。表现为气道阻塞、细支气管远端的气腔过度膨胀、充气，导致肺组织弹力减弱，容积增大，呈桶状胸。晚期可发展成为心力衰竭、肝脾肿大、肢体水肿、腹水等。

【自我诊断】

经常有反复咳嗽、咳痰、喘息、气短、气促、胸闷、乏力，甚至出现唇甲发绀以及肺动脉高压的症状。

【施灸部位】

大椎穴用艾条灸15～20分钟，艾盒灸20～30分钟；天突穴、肾俞穴、云门穴、中府穴、肺俞穴、定喘穴、膻中穴用艾条灸5～10分钟，艾盒灸10～15分钟（图5）。

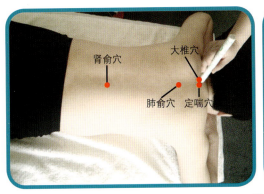
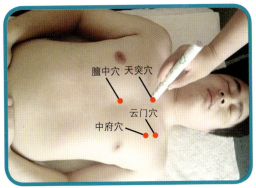

图5

【老中医的话】

本病属传统医学认为的"肺胀""虚喘"的范畴，是一种潜在的致命性疾病，以肺部弹性进行性减退为特点，目前医学尚无法彻底治愈，只能防止其恶化。肺气肿以呼吸道梗阻引起的最为常见，而引起呼吸道梗阻的原因有支气管炎、支气管哮喘和重症肺结核等。

【温馨提示】

◎注意防寒保暖，科学锻炼，增强体质。戒烟限酒，饮食宜清淡，不宜肥甘厚味之品。

◎治疗肺气肿，可用双孔、四孔或六孔艾灸盒进行施灸，或艾条温和灸法，每次取3～5穴，艾条温灸各穴10～15分钟或艾盒灸各穴15～30分钟，以局部皮肤红润为度，每日1次，10次为1个疗程，间隔2～3天再开始下一疗程。长期坚持才会有较好的疗效。

6. 肺结核

【症状】

表现为咳嗽、咯血、盗汗、午后潮热、疲乏消瘦、腰膝酸软、五心烦热、食欲不振等症状。严重者最后可形成慢性纤维空洞性肺结核。

【自我诊断】

肺结核起病缓慢，病程较长，有全身性感染中毒症状，如午后低热、潮热、盗汗、消瘦、乏力等；有肺部组织受损后引起的咳嗽、咯血、咳痰或痰中带血丝、胸痛、呼吸短促等症状。

【施灸部位】

足三里穴对调理肺结核有很好的帮助，用艾条灸5～10分钟，艾盒灸10～15分钟；脾俞穴旁边5厘米处、尺泽穴、太渊穴、肺俞穴、膏肓穴、孔最穴用艾条灸5～10分钟，艾盒灸10～15分钟（图6）。

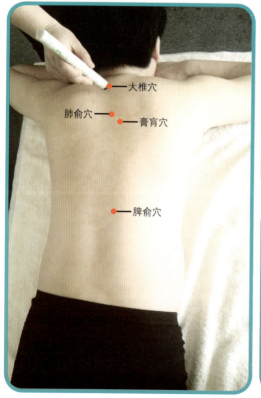

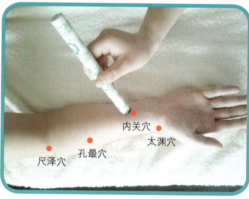

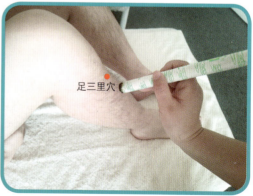

图6

【老中医的话】

本病属"虚痨""肺痨"范畴。中医学认为正气亏耗为内因，外受"痨虫"感染而致。疾病过程以阴虚为其特点。肺阴亏损见疲乏无力、干咳少痰、咽干口燥、声嘶；气阴两虚则倦怠乏力、纳呆便溏、消瘦；肾阴亏虚，相火灼金，而致咯血、骨蒸潮热、经血不调、腰酸滑精诸症；还可见虚烦不寐、盗汗等症。

肺结核患者是主要的传染源。患者咳嗽、喷嚏、讲话等喷射出来的细小飞沫，易被吸入而在肺泡内沉积，当结核菌接触到易感的肺泡组织，即在其中生长繁殖而造成感染。

肺结核是结核杆菌感染肺部引起的一种慢性消耗性传染病，可累及全身多个脏器。分为原发性和继发性两类。原发性多见于儿童，继发性多见于成人，常见的多属于继发性。肺结核在20世纪80年代被基本消除，但20世纪90年代又卷土重来，易感人群的数量也在不断增加。

【温馨提示】

◎本病要中西医结合治疗，配合艾灸疗法可起到事半功倍的效果。注意消毒隔离，以防传染。

◎结核病是慢性消耗性疾病，要加强营养。患者必须有充足的热能和营养素供给，以满足结核病灶修复的需要，增强机体抵抗力。注意休息，饮食宜清淡，忌食辛辣刺激之物，禁止吸烟和饮酒。

◎艾灸治疗肺结核，可用双孔、四孔或六孔艾灸盒进行施灸，或用艾条温和灸法，每次取3～5穴，艾条温灸各穴10～15分钟或艾盒灸各穴15～30分钟，以局部皮肤红润为度，每日1次，10次为1个疗程，间隔2～3天再开始下一疗程。长期坚持艾灸治疗，一定要灸好、灸透，才会有较好的疗效。

7. 胸膜炎

【症状】

以胸痛、咳嗽、气急为主症。阴虚内热伴见呛咳少痰、口干、潮热、盗汗、五心烦热；邪犯胸肺伴见恶寒发热、咳嗽痰少、胸胁刺痛；饮停胸胁则见咳唾引痛、呼吸困难、咳逆喘息不能平卧；痰瘀互结见胸痛胸闷、呼吸不畅、迁延经久不愈，舌紫暗脉弦。

【自我诊断】

结核性胸膜炎有干性和渗出性之分。干性胸膜炎表现为发热、呼吸困难、起病急、胸痛明显、咳嗽时疼痛加剧以及胸腔积液。当结核杆菌进入胸膜腔，而人体正处于高度过敏状态时，可能引起渗出性胸膜炎。表现为呼吸困难、发热、盗汗、乏力、食欲不振等症状。

【施灸部位】

大椎穴用艾条灸15~20分钟，艾盒灸20~30分钟；辄筋穴、膻中穴、身柱穴、期门穴用艾条灸5~10分钟，艾盒灸10~15分钟（图7）。

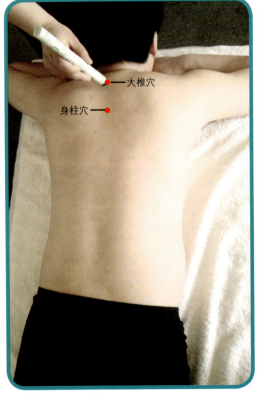
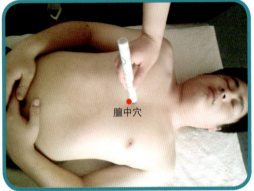
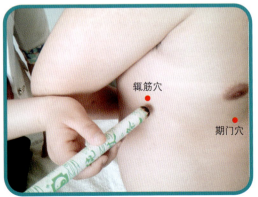

图7

【老中医的话】

本病属中医"胁痛""悬饮"的范畴。肺主宣发水谷津液的功能失司，脾主运化水湿功能失司及肾主温化水液功能失常，导致水液停留胸胁而形成悬饮。

【温馨提示】

◎胸膜炎是胸膜的一种炎症，它由多种病因引起的。临床上以结核性胸膜炎为多见。结核性胸膜炎是由结核杆菌感染引起的疾病。除细菌、病毒、寄生虫等感染外，肿瘤和类风湿、风湿、红斑狼疮、尿毒症、胸腔内出血、创伤均可引发胸膜炎，其中以结核菌感染引起的最多见，多见于青少年。

◎注意卧床休息，结核性胸膜炎宜食用高蛋白及高维生素饮食，不宜食辛辣刺激、寒凉性、油腻性食物。

◎艾灸治疗胸膜炎，可用双孔、四孔或六孔艾灸盒进行施灸或艾条温和灸法，每次取3～5穴，艾条温灸各穴10～15分钟或艾盒灸各穴15～30分钟，以局部皮肤红润为度，每日1次，10次为1个疗程，间隔2～3天再开始下一疗程。长期坚持艾灸治疗，一定要灸好、灸透，才会有较好的疗效。

8. 急性胃肠炎

【症状】

临床表现为突然的恶心、呕吐、腹痛、腹泻，泻下物多呈稀水样，无脓血；重症者多表现为吐泻频繁、腹中绞痛、口唇青紫、四肢厥冷，甚至脱水、休克等。

【自我诊断】

进食后不久或数小时至十几小时突然起病，最初表现为上腹不适、疼痛，继则恶心、呕吐、腹泻。外感者吐泻急迫，受凉者见粪便清晰，水谷相杂，肠鸣腹痛，拒按，恶寒；湿热者进食即吐，便泻稀黄有黏液，肛门灼热，小便赤，头痛身热。伤食者呕吐尚未消化的食物，吐后轻快，嗳气食酸。

【施灸部位】

天枢穴、内关穴用艾条灸5～10分钟，艾盒灸10～15分钟；上巨虚穴、下巨虚穴、气海穴、梁门穴、阴陵泉穴用艾炷灸5～7壮，艾条灸10～15分钟，艾盒灸10～20分钟（图8）。

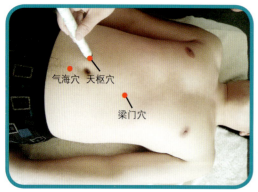

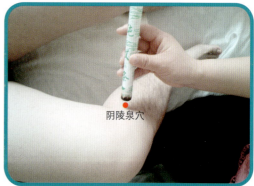

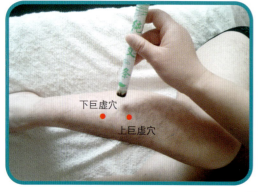

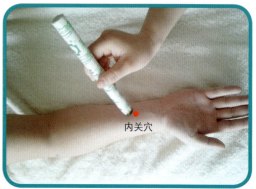

图8

【老中医的话】

本病属中医"泄泻""呕吐"范畴。此病多为饮食不节，外感风寒暑湿之邪所致。饮食过量，宿食内停，过食肥甘或多食生冷，误食不洁之物，或湿热侵袭，伤及脾胃，脾胃受损，传导失司，升降失常而发病。

【温馨提示】

◎急性胃肠炎是指各种原因引起的急性胃肠道黏膜弥漫性炎症，是一种常见病，特点是有明显的饮食不当病史。如进食污染食物或暴饮暴食、酗酒、进食生冷或有毒食物的病史。本病发病急，病程较短，多发于夏秋季。

◎日常生活中应注意饮食卫生，不吃生、冷、变质的食物。养成饭前便后勤洗手的习惯。

◎治疗期间多休息，症状轻者进流质易消化食物，应注意饮食卫生，忌食高脂肪的油煎、炸及熏、腊的鱼及含纤维素较多的蔬菜、水果。发病之初24小时给予流质饮食，多喝开水，症状重者禁食，并采取输液治疗，以防脱水休克。急性期患者失水较多，需补充液体，可供给小米汤、蛋汤等流质食物。

◎治疗急性胃肠炎，可用双孔、四孔或六孔艾灸盒进行施灸，或艾条温和灸法，每次取3～5穴，艾条温灸各穴10～15分钟，或艾盒灸各穴15～30分钟，以局部皮肤红润为度，每日可多灸几次。

9. 胃痛

【症状】

胃痛是指上腹胃脘部近心窝处，经常发生以疼痛为主症的消化道疾病。其疼痛的性质表现为胀痛、隐痛、刺痛、灼痛、闷痛、绞痛等，其中以胀痛、隐痛、刺痛常见。

【自我诊断】

胃脘部近心口窝处，胀痛不适，痛连胁背，嗳气泛酸，此为肝气犯胃；或胃脘部隐隐作痛，喜暖喜按，泛吐清水或有便溏，多为脾胃虚寒。

【施灸部位】

中脘穴、脾俞穴、足三里穴、期门穴用艾条灸5～15分钟，艾盒灸15～30分钟（图9）。

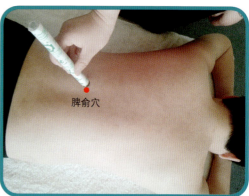

脾俞穴

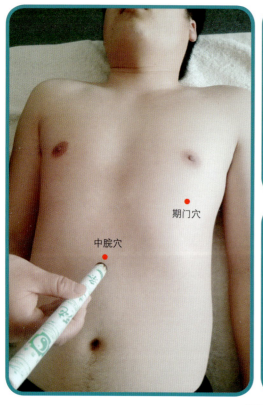

期门穴

中脘穴

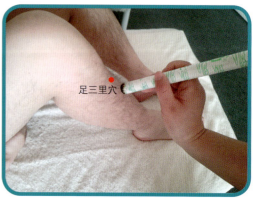

足三里穴

图9

【老中医的话】

胃痛属于中医"胃脘痛"的范畴，是由于胃气阻滞、胃络瘀阻、胃失所养、不通则痛导致的以上腹胃脘部疼痛为主症的一种脾胃肠病症。胃脘部可有压痛，按之其痛或增或减，但无反跳痛。其痛有呈持续性者，也有时作时止者。其痛常因寒暖失宜、饮食失节、情志不舒、劳累等诱因而发作或加重。本病症常伴有食欲不振、恶心呕吐、吞酸嘈杂等症状。

【温馨提示】

◎日常生活多注意饮食卫生，不吃生冷、辛辣刺激性及腐败变质的食物。调畅情绪，心胸豁达。

◎治疗胃脘痛，可用双孔、四孔或六孔艾灸盒进行施灸，或艾条温和灸法，每次取3～5穴，艾条温灸各穴10～15分钟，或艾盒灸各穴15～30分钟，以局部皮肤红润为度，每日1次，10次为1个疗程，间隔2～3天再开始下一疗程。长期坚持艾灸治疗，一定要灸好、灸透，才会有较好的疗效。

10. 胃炎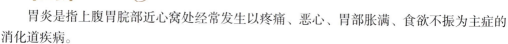

【症状】

胃炎是指上腹胃脘部近心窝处经常发生以疼痛、恶心、胃部胀满、食欲不振为主症的消化道疾病。

【自我诊断】

胃炎是胃黏膜炎症的总称，有急性、慢性之分。急性胃炎常见的有单纯性和糜烂性两种。单纯性急性胃炎多表现为上腹部不适，疼痛、厌食、恶心、呕吐等；糜烂性急性胃炎以上消化道出血为主要表现，有呕血和黑便。慢性胃炎可由急性转变而来，临床通常分为浅表性、萎缩性、肥厚性3种类型。主要表现为慢性反复性的上腹部疼痛、食欲不振，消化不良、胃酸过多、胃胀、嗳气等症状。

【施灸部位】

脾俞穴、胃俞穴、中脘穴、关元穴、神阙穴、巨阙穴用艾条灸5~15分钟，艾盒灸20~30分钟（图10）。

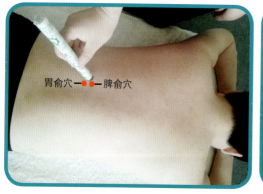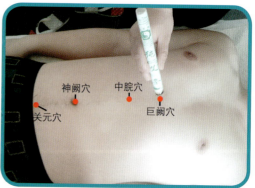

图10

【老中医的话】

中医学认为，此病属"胃脘痛"范畴。多因长期不良饮食习惯，饮食不节、不洁，情志失调而致。或长期服用有刺激性的药物，口腔、鼻腔、咽喉、幽门部位的感染病灶以及自身的免疫性疾病等都可造成此病的发生。

【温馨提示】

◎日常生活多注意饮食卫生，不吃生、冷、腐败变质食物。慢性胃炎要坚持连续施灸，坚持才有疗效，坚持才能康复。坚持科学锻炼，增强体质和机体的免疫力。

◎治疗胃炎，可用双孔、四孔或六孔艾灸盒进行施灸，或艾条温和灸法，每次取3～5穴，艾条温灸各穴10～15分钟，或艾盒灸各穴15～30分钟，以局部皮肤红润为度，每日1次，10次为1个疗程，间隔2～3天再开始下一疗程。长期坚持艾灸治疗，一定要灸好、灸透，才会有较好的疗效。

11. 胃、十二指肠溃疡

【症状】

胃溃疡是多在进食后30～60分钟出现的上腹稍偏左部位疼痛，并持续1～2个小时后方可缓解。十二指肠溃疡多在空腹饥饿时或饭后2～4小时发作，于上腹稍偏右部位疼痛，得食而缓解。凡溃疡病有节律性，疼痛自觉有压迫感、膨胀感、钝痛、灼痛、隐痛或剧痛，一般多呈周期性发作。常伴见黑便或吐血、恶心、呕吐、嗳气、吞酸。

【自我诊断】

十二指肠溃疡，疼痛多发生在夜间或饭前空腹时，进食后即可缓解；胃溃疡的典型表现多为疼痛发生在饭后1小时左右，之后逐渐缓解。胃溃疡、十二指肠溃疡两者均伴有反酸、灼热、上腹闷胀、恶心、呕吐、食欲不振等症状；溃疡伴有出血时，可出现黑便，甚至有发生癌变的可能。

【施灸部位】

中脘穴、章门穴、胃俞穴、脾俞穴、足三里穴用艾条灸5～15分钟，艾盒灸15～30分钟；天枢穴用艾条灸5～10分钟，艾盒灸10～15分钟；梁门穴用艾炷灸5～7壮，艾条灸10～15分钟，艾盒灸10～20分钟；不容穴用艾条灸10～15分钟，艾盒灸10～20分钟（图11）。

【老中医的话】

中医学认为，本病属"胃脘痛"范畴，俗称"心口痛"。本病在禀赋不足，脾胃虚弱时，因饮食不节、饥饱、劳逸过度或暴饮暴食损伤脾胃；或情志不舒、肝郁气滞、疏泄失司、横逆犯胃侮脾而致气血壅滞不畅，脾胃升降失常；或气滞血瘀，脉络受损所致；或由慢性胃炎（胃脘痛）转化而成。

【温馨提示】

◎胃及十二指肠溃疡是一种消化系统疾病，又称消化性溃疡。医学上有无酸不作溃之说，因本病与胃液中胃酸、胃蛋白酶的消化作用有关，故溃疡98%发生在胃及十二指肠球部。临床当中多以十二指肠溃疡为多见，主要表现为周期性的上腹痛。

◎对出现幽门梗阻、出血、穿孔等并发症时，应进行中西医结合治疗。病因常由寒冷刺激、精神刺激、饮食不慎以及服用药物而引起，因此应注意调节饮食、合理膳食。

◎治疗胃、十二指肠溃疡，可用双孔、四孔或六孔艾灸盒进行施灸，或艾条温和灸法，每次取3～5穴，艾条温灸各穴10～15分钟，或艾盒灸各穴15～30分钟，以局部皮肤红润为度，每日1次，10次为1个疗程，间隔2～3天再开始下一疗程。长期坚持艾灸治疗，一定要灸好、灸透，才会有较好的疗效。

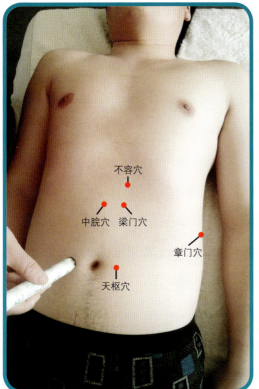

不容穴

中脘穴　梁门穴

章门穴

天枢穴

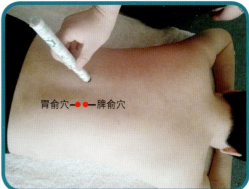

胃俞穴●●脾俞穴

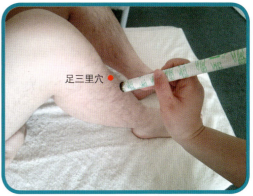

足三里穴

图11

12. 胃下垂

【症状】

胃下垂属于胃无力病症，多见于消耗性疾病患者及无力型体质者，以胃肠消化功能紊乱为主要特征。

【自我诊断】

患者主要感觉上腹胀满，食后加重，平卧减轻。恶心、呕吐、消瘦、乏力、食欲不振、嗳气、肠鸣、胃下坠或伴有便秘、腹泻、气短、眩晕、心悸、直立性低血压等。

【施灸部位】

巨阙穴、中脘穴、神阙穴、膈俞穴、脾俞穴、天枢穴用艾条灸5~15分钟，艾盒灸15~30分钟；梁门穴、气海穴用艾炷灸5~7壮，艾条灸10~15分钟，艾盒灸10~20分钟（图12）。

【老中医的话】

胃下垂是指腹腔内脂肪薄弱，腹壁肌肉松弛，导致胃体下降至生理最低线以下的位置时发生的病症，属于中医"虚损"范畴。此病多因长期饮食失节或劳倦过度，导致中气下降，胃失和降，或因先天不足、后天失养、脾胃虚弱、中气下陷而致。

【温馨提示】

◎治疗期间要加强营养，少吃少餐，不要吃寒凉性的食物。饭后平躺30分钟，不做运动，特别是远行、跑步、跳跃。平时要适当地锻炼腹肌，以免发生胃下垂之症。

◎治疗胃下垂，可用双孔、四孔或六孔艾灸盒进行施灸，或艾条温和灸法，每次取3~5穴，艾条温灸各穴10~15分钟，或艾盒灸各穴15~30分钟，以局部皮肤红润为度，每日1次，10次为1个疗程，间隔2~3天再开始下一疗程。长期坚持艾灸治疗，一定要灸好、灸透，才会有较好的疗效。

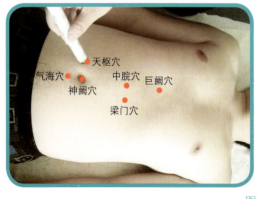
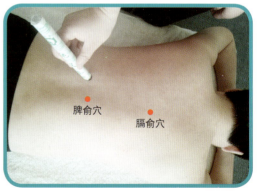

图12

13. 胃肠痉挛症

【症状】

表现为疼痛突然发作，其疼痛多为绞痛、刺痛、钝痛、灼痛，疼痛常向左胸、左肩胛、背部放射，同时伴有腹直肌痉挛，还有恶心、呕吐、面色苍白、手足厥冷、冷汗甚至休克。肠痉挛多表现为腹痛阵发性加剧或阵发性绞痛。

【自我诊断】

胃肠痉挛多因饮食不当、暴饮暴食，离运动时间过近或吃得过饱，喝得过度（尤其是冷饮、冷食）或因吃的是产气食物和不易消化食物而发病。胃痉挛常由于炎症或机械性刺激引起；肠痉挛常由肠道梗阻引起腹部或肠道平滑肌痉挛收缩所致。

【施灸部位】

中脘穴、神阙穴、膈俞穴、天枢穴用艾条灸5～15分钟，艾盒灸15～30分钟；气海穴用艾炷灸5～7壮，艾条灸10～15分钟，艾盒灸10～20分钟（图13）。

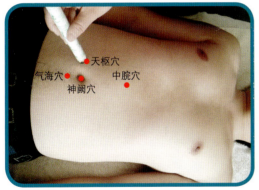
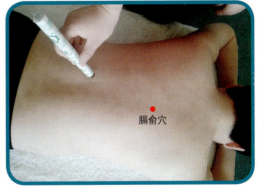

图13

【老中医的话】

胃肠痉挛症属于中医"腹痛"的范畴，是一种症状，但发作时与多种脏腑的疾病有关，如肝、胆、脾、胃、大小肠及子宫等，导致疼痛的原因很多，但最常见的多是因外感风寒、邪入腹中；或暴饮暴食，脾胃运化失司；或过食生冷，进食不洁；或脾胃阳虚，气血生化不足，经脉脏腑失其温煦而致胃肠痉挛的发作。

【温馨提示】

◎凡强压疼痛部位可缓解的痉挛，艾灸方法较好。若拒按时，则应考虑为器质性病变，要去医院做进一步检查或采取其他方式治疗。

◎合理膳食，饭后1小时内不宜做剧烈运动，平常应加强身体方面的锻炼。

◎治疗胃肠痉挛症，可用双孔、四孔或六孔艾灸盒进行施灸，或艾条温和灸法，每次取3～5穴，艾条温灸各穴10～15分钟，或艾盒灸各穴15～30分钟，以局部皮肤红润为度，每日1次，10次为1个疗程，间隔2～3天再开始下一疗程。长期坚持艾灸治疗，一定要灸好、灸透，才会有较好的疗效。

14. 慢性肠炎、结肠炎

【症状】

慢性肠炎发病缓慢，主要表现为腹痛、肠鸣、大便次数增多（数次或10余次），粪便稀薄如水，完谷不化，无脓血和里急后重症状。慢性结肠炎是指以排便次数增多、粪便稀薄、泄泻如水、状如白冻状为主要表现的肠道疾病。

【自我诊断】

慢性肠炎及结肠炎都是腹部疼痛不适、排便次数增多的疾病。慢性结肠炎发病常出现在黎明时分，腹部隐隐作痛，肠鸣、泄泻如注、完谷不化，泻后则安，又称"五更泻"。本病大多反复发作，病程多在半年以上，多数患者由急性肠炎迁延而成。

【施灸部位】

膈俞穴、中脘穴、神阙穴、天枢穴用艾条灸5～15分钟，艾盒灸15～30分钟；气海穴用艾炷灸5～7壮，艾条灸10～15分钟，艾盒灸10～20分钟；天枢穴、三焦俞穴、肾俞穴、大肠俞穴、命门穴用艾条灸10～15分钟，艾盒灸15～30分钟（图14）。

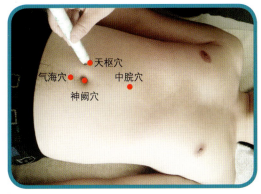

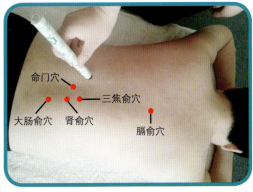

图14

【老中医的话】

中医学认为，此病属"泄泻""腹泻"范畴。注意饮食卫生，少食生、冷、辛辣、肥甘厚腻之品，还要注意腹部保暖，养成饭前便后勤洗手的习惯。

【温馨提示】

◎要保持心情舒畅，缓解工作和学习的压力，避免一些精神上的刺激。注意劳逸结合，不可太过劳累；暴发型、急性发作和严重慢性型患者，应卧床休息。

◎中医学认为，大蒜的性味辛温，有解滞气、暖脾胃、化肉食、解毒杀虫的作用，能治疗饮食积滞、腹冷痛、泄泻、痢疾等症。由于大蒜能使胃酸分泌增多，辣素有刺激作用，因此有胃肠道疾病特别是有胃溃疡和十二指肠溃疡的人不宜生吃大蒜。

◎治疗肠炎、结肠炎，可用双孔、四孔或六孔艾灸盒进行施灸，或艾条温和灸法，每次取3~5穴，艾条温灸各穴10~15分钟，或艾盒灸各穴15~30分钟，以局部皮肤红润为度，每日1次，10次为1个疗程，间隔2~3天再开始下一疗程。长期坚持艾灸治疗，一定要灸好、灸透，才会有较好的疗效。

15. 腹泻

【症状】

腹泻又称"泄泻"，是指排便次数增多，粪便稀薄，或泻出如水样。一年四季均可发生，但以夏秋两季多见。

【自我诊断】

泄泻清稀，有时如水样，腹痛、肠鸣、脘闷食少，为受寒凉所引起的腹泻；腹痛肠鸣，泻下粪便，臭如败卵，伴有不消化之物，泻后痛减，为食滞肠胃引起的腹泻；黎明之前腹中作痛，肠鸣即泄泻，泻后则安，形寒肢冷，腰膝酸软，多发于老年人，为五更泻。

【施灸部位】

神阙穴用艾条灸5～15分钟，艾盒灸20～30分钟；天枢穴、肾俞穴、三焦俞穴、膈俞穴、大肠俞穴、命门穴用艾条灸10～15分钟，艾盒灸15～30分钟；气海穴用艾炷灸5～7壮，艾条灸10～15分钟，艾盒灸10～20分钟；脾俞穴、足三里穴用艾条灸5～15分钟，艾盒灸15～30分钟（图15）。

【老中医的话】

中医学认为，泄泻有五，乃脾虚、肾虚、湿寒、湿热、食积也。临床可分为急性泄泻和慢性泄泻两类。泄泻多见于西医学的急慢性肠炎、胃肠功能紊乱、过敏性肠炎、溃疡性结肠炎、肠结核等。尤其是小儿由于脾胃功能发育还不健全，容易出现小儿腹泻，影响小儿的发育。应注意饮食卫生，少食生、冷、辛辣、肥甘厚腻之品，还要注意腹部保暖，养成饭前便后勤洗手的习惯。

【温馨提示】

◎急性腹泻可每日2次，慢性腹泻每日1次，一般10次为1个疗程，直到腹泻停止。对严重失水或由恶性病变所引起的腹泻，则应采用综合性治疗。应注意饮食有节。

◎中毒性腹泻是由于进食被细菌及其毒素污染的食物，或进食含有毒性物质（如砷汞、有机磷等）的食物以及食物本身的自然毒素（如毒草莓、毒鱼、毒蘑菇等）所引起的腹泻。选用神阙穴部位进行刺血拔罐效果很好。操作方法：先以消毒的三棱针点刺肚脐四周（即肚脐中心为起点，向上下左右各旁边3.33厘米处取之）。出血后迅速拔罐。见刺血处充血或血流呈线状即可起罐。此区刺血拔罐具有清热解毒、利湿健脾的功效。

◎注意日常生活中的饮食卫生，腐败变质或异样食物尽量避免食用。严重者会导致中毒性休克，甚至会导致死亡。所以重症者应采取中西医结合治疗，不可贻误病情。要保持心情舒畅，缓解工作和学习的压力，避免一些精神上的刺激。注意劳逸结合，不可太过劳累；暴发型、急性发作和严重慢性型患者，应卧床休息。

◎治疗腹泻，取仰卧位，暴露脐部。取干净干燥的细白盐适量，可炒至温热，纳入脐中，使与脐平。用大艾炷5壮灸肚脐，灸20～30分钟。或用双孔、四孔或六孔艾灸盒进行施灸，或艾条温和灸法，每次取3～5穴，艾条温灸各穴10～15分钟，或艾盒灸各穴15～30分钟，以局部皮肤红润为度，每日1次，10次为1个疗程，间隔2～3天再开始下一疗程。长期坚持艾灸治疗，一定要灸好、灸透，才会有较好的疗效。

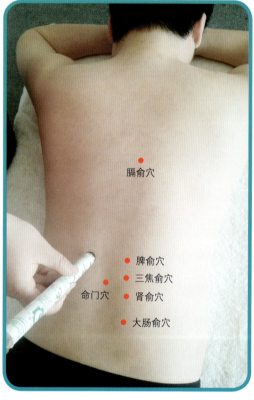

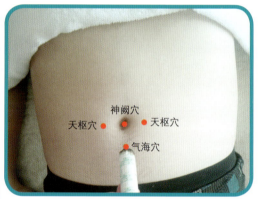

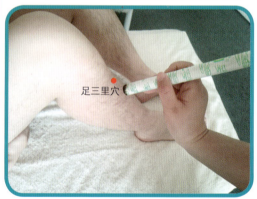

图15

16. 细菌性痢疾

【症状】

表现为腹痛、腹泻、脓血样便、里急后重等症状。病程超过2个月者，即为慢性菌痢。

【自我诊断】

细菌性痢疾是由痢疾杆菌引起的消化道传染病。本病主要以结肠化脓性炎症为主要病理特征，以夏秋季节多见，小儿发病率比成人高，多因食生冷、不洁、腐败食物等引起。

【施灸部位】

神阙穴用艾条灸5～15分钟，艾盒灸20～30分钟；天枢穴、三焦俞穴、肾俞穴、大肠俞穴用艾条灸10～15分钟，艾盒灸15～30分钟；气海穴用艾炷灸5～7壮，艾条灸10～15分钟，艾盒灸10～20分钟；脾俞穴用艾条灸5～15分钟，艾盒灸15～20分钟；足三里穴、中脘穴、腰俞穴、中膂俞穴用艾条灸5～15分钟，艾盒灸15～30分钟（图16）。

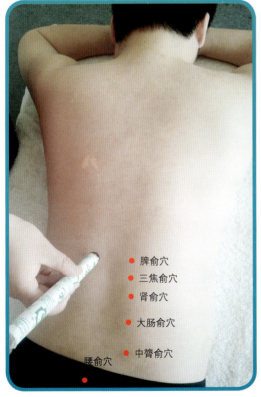

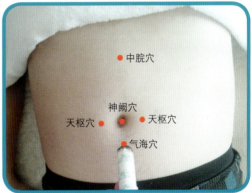

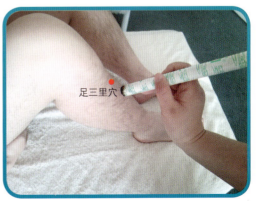

图16

【老中医的话】

中医学认为，此病属"时疫痢"范畴。多因外感湿热疫毒之气，食用不洁腐败之物，邪积交阻，肠胃失和所致。应注意日常饮食卫生。重症或急性菌痢，要及时就医治疗，以免贻误病情。

【温馨提示】

◎艾灸疗法对于慢性及轻型菌痢有较好的疗效，能迅速控制病情。重症或急性菌痢，要及时就医治疗，以免贻误病情。日常注意饮食卫生。

◎中医的小偏方对痢疾也有很好的疗效，可以同时配合艾灸使用，疗效更理想，如石榴皮15～30克加适量的水煎煮成1碗，1次服完，一般1次即愈；地榆15～30克，红、白糖（适量）。先将地榆入锅中煎煮10～15分钟，赤痢加白糖，白痢加红糖，赤痢、白痢相夹杂者加红糖、白糖，快者服用1次即愈；马齿苋150～250克，红、白糖（适量）。先将马齿苋洗净入锅中煎煮10～15分钟，赤痢加白糖，白痢加红糖，赤痢、白痢相夹杂者加红糖、白糖，快者服用1次即愈；把带皮大蒜（以紫皮大蒜为佳）10～20瓣，放入草木灰中烧焦，剥皮后食用，对各种痢疾均有良好的效果，快者1次即愈。

17. 慢性阑尾炎

【症状】

表现为右下腹间歇性轻度疼痛或持续隐痛，伴有消化不良、上腹不适、腹胀便秘、恶心呕吐、体温升高和中性粒细胞增多等。

【自我诊断】

阑尾炎是一种常见病，临床分为急性和慢性。慢性阑尾炎多为急性阑尾炎迁延而成，或因粪石、寄生虫、虫卵进入阑尾腔，或因阑尾先天性粘连、扭曲、淋巴组织增生等引起。急性阑尾炎可分为3种类型：急性单纯性阑尾炎、急性蜂窝织炎性阑尾炎、急性坏疽性阑尾炎。急性患者应及时就医。

【施灸部位】

大椎穴用艾条灸15～20分钟，艾盒灸20～30分钟；大肠俞穴用艾条灸10～15分钟，艾盒灸15～30分钟；足三里穴、下脘穴用艾条灸5～15分钟，艾盒灸15～30分钟；气海穴用艾炷灸5～7壮，艾条灸10～15分钟，艾盒灸15～30分钟；阑尾炎穴用艾炷灸3～5壮，艾条灸10～15分钟，艾盒灸15～30分钟（图17）。

【老中医的话】

中医学认为，此病属"肠痈"的范畴。肠道痈肿，称之为肠痈，多因嗜食肥甘厚味、贪食生冷、暴饮暴食以致胃肠功能紊乱、糟粕积累、湿热蕴积、气血运行失畅、气滞血瘀，聚积于肠道，郁久化热所致。本病任何年龄均可发生，但以青壮年为多。

【温馨提示】

◎ 日常饮食注意不暴饮暴食，不贪吃生冷、肥甘厚味、油腻之品。饭后1小时内不宜剧烈运动。急性阑尾炎患者，要及时去医院就医，严重者要手术治疗。

◎ 治疗慢性阑尾炎，可用双孔、四孔或六孔艾灸盒进行施灸，或艾条温和灸法，每次取3～5穴，艾条温灸各穴10～15分钟，或艾盒灸各穴15～30分钟，以局部皮肤红润为度，每日1次，10次为1个疗程，间隔2～3天再开始下一疗程。长期坚持艾灸治疗，一定要灸好、灸透，才会有较好的疗效。

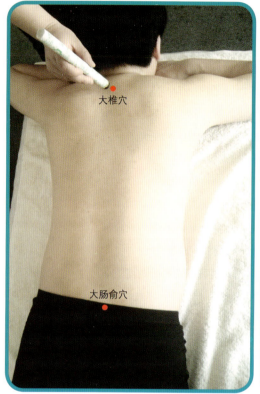

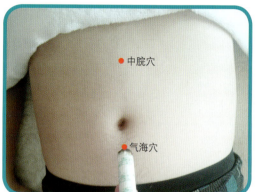

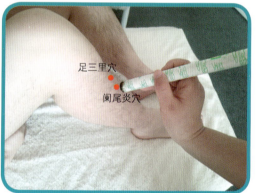

图17

18. 便秘

【症状】

便秘是指大便秘结不通，排便时间延长，或欲大便而艰涩不畅的一种病症。

【自我诊断】

大便秘结不通，排便时间长，或虽有便意但排便时很困难，有三五日或六七日大便一次，甚至时间还要长。便秘是一种症状，引起原因较多，主要分为结肠便秘和直肠便秘2种，前者系食物残渣在结肠中运行迟缓而引起便秘，后者则指食物残渣在直肠内滞留过久，故也称排便困难。本病的主要症状表现为排便间隔常超过2天，或有便意而排便困难，或无力排出，或排出不畅，左下腹常有胀满或疼痛，可伴有食欲不振、睡眠不佳等症状。

【施灸部位】

大肠俞穴、天枢穴用艾条灸10～15分钟，艾盒灸15～30分钟；足三里穴、神阙穴、腰俞穴用艾条灸5～15分钟，艾盒灸15～30分钟；气海穴、支沟穴用艾炷灸5～7壮，艾条灸10～15分钟，艾盒灸15～30分钟（图18）。

【老中医的话】

中医把便秘分为寒秘、热秘、血秘、气秘，前两者为实证，后两者为虚证。此病多因胃肠积热、气机郁滞、气血亏虚、阴寒凝滞所致。

中医学认为，饮食入胃，先经脾胃运化，吸收其精华之后，所剩糟粕由大肠传送而出，形成大便。若肠胃受病，或因燥热内结，或因气滞不畅，或因气虚传送无力、肠道干涩以及阳虚体弱、阴寒凝结等，皆能导致各种不同性质的便秘。

实性便秘多因素体阳盛或过食辛辣厚味，以致胃肠积热，或热病后余热留滞，或肺热移于大肠，耗伤津液，导致肠道燥热、大便干结，或忧思过度，久坐少动，肺气不降，大肠气机郁滞，通降失调，传导失司，糟粕内停而成便秘。虚性便秘多由病后、产后气血两伤未复，或年迈体弱气虚则大肠传运无力，血虚则津亏，肠失滋润而成的便秘。

【温馨提示】

◎便秘主要是指大便次数减少或粪便干燥难解，一般2天以上无大便现象，也是最常见的消化系统的症状。便秘分为器质性和功能性2种。引起便秘的原因有久坐少动，食物过于精细、缺少纤维或不合理的排便习惯等因素，致使肠道运动缓慢，水分被吸收过多，粪便干结坚硬、滞留肠道、排出困难。

◎年老体弱、气血双亏、津液不足、肾气虚弱；或忧愁思虑、情志不畅、日久伤脾、脾失健运；或多次妊娠，分娩后提肛衰弱，不定时排便等，都可能导致便秘。

◎日常生活中要注意合理膳食，多食蔬菜、水果，养成定时解大便的习惯；热病后期或久病，由于饮食少而不大便者，需扶养胃气，待饮食逐渐增加后，则大便自然通畅。保持心情舒畅，经常进行一些科学锻炼，如气功、太极拳等体育运功。常做收腹和提肛练习，增强肠蠕动功能。

◎艾灸通过调节肠道气血运转，生津润燥来缓解便秘症状，可以治疗便秘和习惯性便秘，可用双孔、四孔或六孔艾灸盒进行施灸，或艾条温和灸法，每次取3～5穴，艾条温灸各穴10～15分钟，或艾盒灸各穴15～30分钟，以局部皮肤红润为度，每日1次，10次为1个疗程，间隔2～3天再开始下一疗程。长期坚持艾灸治疗，一定要灸好、灸透，才会有较好的疗效。

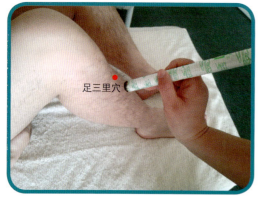
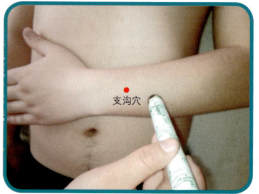
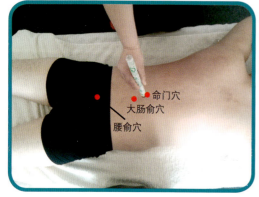
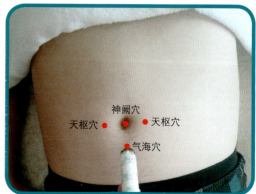

图18

19. 便血

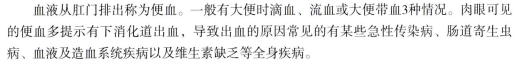

【症状】

血液从肛门排出称为便血。一般有大便时滴血、流血或大便带血3种情况。肉眼可见的便血多提示有下消化道出血，导致出血的原因常见的有某些急性传染病、肠道寄生虫病、血液及造血系统疾病以及维生素缺乏等全身疾病。

【自我诊断】

内痔出血呈点滴状或喷射状，肛裂则是血附于粪便表面或卫生纸染血，出血量少，如出血较多，血液在肠腔内贮留，排出时可呈黑色、暗红色或有血块。直肠炎、直肠恶变等便血常伴有肛门下坠、里急后重；内痔、息肉便血不伴有肛门疼痛；肛裂则伴有肛门疼痛及便秘；慢性结肠炎常伴腹泻、左下腹隐痛；出血性坏死性结肠炎、肠套叠伴有剧烈的腹痛等。

大便的颜色：若颜色为柏油状或黑便，血液多来自上消化道，如果进食了猪血、中药等，大便有可能是黑色，这不是病态；若为紫红色，混有黏液并有臭味，应想到有直肠恶变的可能；若血色鲜红，则多来自下消化道。从年龄上分析，儿童便血多来自直肠息肉，其特点是没有疼痛；血色鲜红，不与大便相混。肠套叠的血便，常为黏液血便，呈果酱状，患儿有阵发性剧烈腹痛，腹部有时可扪及套叠的肿块。

【施灸部位】

命门穴、大肠俞穴、天枢穴、长强穴用艾条灸10～15分钟，艾盒灸15～30分钟；腰俞穴用艾条灸5～15分钟，艾盒灸15～30分钟；脾俞穴用艾条灸5～15分钟，艾盒灸15～20分钟；下巨虚穴用艾炷灸5～7壮，艾条灸10～15分钟，艾盒灸10～20分钟；承山穴用艾炷灸3～5壮，艾条灸10～15分钟，艾盒灸10～20分钟（图19）。

【老中医的话】

便血属于中医的"肠风""脏毒""结阴"的范畴。或先血后便，或先便后血，或单纯下血。《证治要诀》以血色清而鲜者为肠风，浊而暗者为脏毒。《圣济总录》谓阴气内结者为结阴，痔疾亦包括在内。大凡便血，致病原因有二，一是脾虚不能统血，二是湿热下注伤损大肠阴络。

脾气虚弱证见下血质稀色淡，淋沥不断，或便血紫暗，伴见面色不华、神疲懒言、眩晕耳鸣、腹痛隐隐、喜热畏寒，苔薄白质淡或有齿痕。湿热下注大便下血如溅，如质清色鲜、手足心热、咽干口燥者，属热迫大肠，伤及血络所致。

【温馨提示】

◎保持大便通畅，防止和治疗便秘可适量吃些含纤维素较多的蔬菜，如韭菜、芹菜、白菜、菠菜等，水果以香蕉为最佳。每天早晨饮适量凉开水，吃好早餐，有助于排便。

　　◎生活有规律，每日定时排便，保持肛门周围清洁，排便时不要久蹲不起或过分用力。加强肛门锻炼，主动收缩肛门，放松后再收缩，连续3次，每日3～7次。

　　◎适当参加一些体力活动，促进胃肠蠕动和血液循环；心情要开朗，勿郁怒动火，心境不宽，烦躁忧郁会使肠黏膜收缩，血行不畅。劳逸结合，切忌劳累过度或者久坐、久立、久行等，长时间的一个姿势不利于血液循环。

　　◎治疗便血，可用双孔、四孔或六孔艾灸盒进行施灸，或艾条温和灸法，每次取3～5穴，艾条温灸各穴10～15分钟，或艾盒灸各穴15～30分钟，以局部皮肤红润为度，每日1次，10次为1个疗程，间隔2～3天再开始下一疗程。长期坚持艾灸治疗，一定要灸好、灸透，才会有较好的疗效。

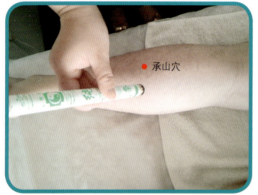

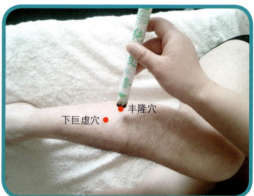

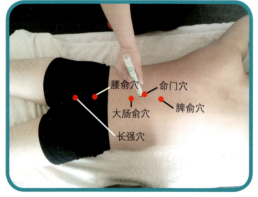

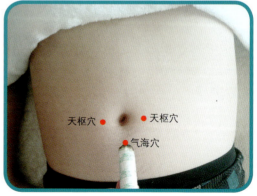

图19

20. 疟疾

【症状】

表现为间歇性寒战、高热、出汗、时作时休，隔日1次或2～3天1次，同时伴有四肢疼痛或大汗淋漓后体温下降。

【自我诊断】

疟疾是一种急性传染病，一年四季皆可发生，尤其以夏秋季节发病较多，多因蚊叮咬感染疟原虫所致。多呈周期性发作，表现为间歇性寒热症状。一般在发作时先有明显的寒战、全身发抖、面色苍白、口唇发绀，寒战持续10分钟至2小时。

【施灸部位】

大椎穴采用大椎刺络拔罐法。先用三棱针点刺，挤出血数滴，留罐10～15分钟，然后再用艾条灸15～20分钟，艾盒灸20～30分钟，一般1次即可见效，病愈即止（图20）。

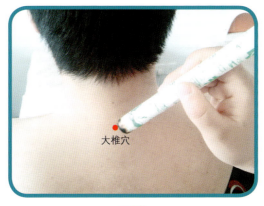

大椎穴

图20

【老中医的话】

疟疾病属于中医"发热""伤寒"的范畴。任何原因使身体产热增加或散热减少致使机体内体温调节中枢失衡，均能使体温升高。临床分感染性和非感染性2种，感染性多由细菌、病毒或寄生虫、螺旋体感染引起；非感染性多由产热过多，散热过少，体温调节中枢出现障碍引起的。

【温馨提示】

◎每个人的正常体温略有不同，而且受许多因素（时间、季节、环境、月经等）的影响。判定是否发热，最好是和自己平时同样条件下的体温相比较。如不知自己原来的体温，则腋窝体温（检测10分钟）超过37.4℃可定为发热。高热是指体温高于39℃，若体温超过41℃称为超高热或恶性高热。可伴有寒战、畏寒、四肢发凉，甚至会引起惊厥。

◎注意饮食卫生，忌吃生冷不洁食物；劳逸结合，科学锻炼，提高机体的抗病能力。避免受疟疾感染，主要是避免受蚊子的叮咬。

◎治疗疟疾，可用双孔、四孔或六孔艾灸盒进行施灸，或艾条温和灸法，每次取3～5穴，艾条温灸各穴10～15分钟，或艾盒灸各穴15～30分钟，以局部皮肤红润为度，每日1次，10次为1个疗程，间隔2～3天再开始下一疗程。长期坚持艾灸治疗，一定要灸好、灸透，才会有较好的疗效。

21. 呃逆

【症状】

呃逆是指气逆上冲，喉间呃呃连声，声短而频，令人不能自制的一种病症。现代医学称之为膈肌痉挛，俗称"打嗝"，是由于某种刺激引起膈神经过度兴奋，发生痉挛所致。

【自我诊断】

以胃气不降，上冲咽喉而致喉间呃呃连声，声短而频不能自制，有声无物为主要表现的病症。病位主要在中焦，由于胃气上逆而致。可由饮食不节，胃失和降或情志不和，肝气犯胃或正气亏虚，耗伤中气等引起。本病轻者可不治自愈。少数危重患者晚期出现呃逆者，是元气衰败，胃气将绝之征象，预后不良。

【施灸部位】

呃逆点穴、期门穴、膈俞穴、中脘穴、下脘穴用艾条灸5～15分钟，艾盒灸15～30分钟（图21）。

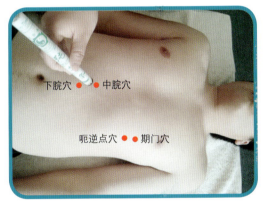
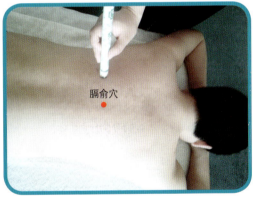

图21

【老中医的话】

中医学认为，此病多是饮食不节、过食生冷或受凉刺激及寒凉药物导致寒结胃中，以及恼怒抑郁、情志失和致肝气犯胃引起，也有正气虚弱，中气虚损，肾气不纳致使气逆上冲而引发此病。

【温馨提示】

◎很多时候打嗝都是在饭后出现，因此要注意日常饮食，不暴饮暴食，少食生冷、油腻性食物，还要注意胃部保暖、心情调和、精神愉快。

◎治疗呃逆，可用双孔、四孔或六孔艾灸盒进行施灸，或艾条温和灸法，每次取3～5

穴，艾条温灸各穴10～15分钟，或艾盒灸各穴15～30分钟，以局部皮肤红润为度，每日1次，10次为1个疗程，间隔2～3天再开始下一疗程。长期坚持艾灸治疗，一定要灸好、灸透，才会有较好的疗效。

22. 腹胀

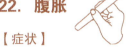

【症状】

主要临床表现为腹部胀满、叩之如鼓、食欲不振、食少饱闷、肠鸣亢进、恶心、嗳气，有时伴有腹痛等。

【自我诊断】

腹胀是指胃肠道存在过量的气体，而感觉脘腹及脘腹以下整个腹部胀满的一种症状。本病多见于急慢性胃肠炎、胃肠神经官能症，消化不良、腹腔手术后出现的腹部胀满。

【施灸部位】

大肠俞穴、天枢穴、三焦俞穴用艾条灸10～15分钟，艾盒灸15～30分钟；脾俞穴用艾条灸5～15分钟，艾盒灸15～20分钟；巨阙穴、中脘穴、足三里穴用艾条灸5～15分钟，艾盒灸15～30分钟；神阙穴用艾条灸5～15分钟，艾盒灸20～30分钟（图22）。

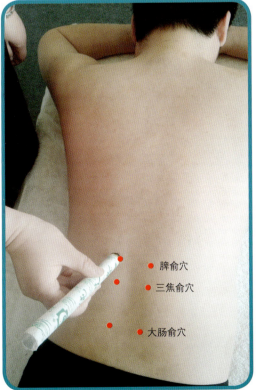

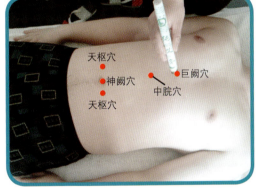

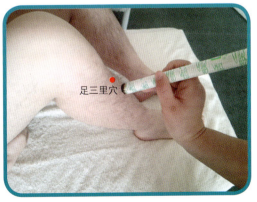

图22

【老中医的话】

中医学认为,此病属"气胀""痞满"范畴。此病症多由表邪内陷、饮食不节、痰湿阻滞、情志失调、脾胃虚弱等导致脾胃功能失调、升降失司、胃气壅塞而致。

【温馨提示】

◎腹胀患者,要重视生活调摄,尤其是饮食与精神方面的调摄。饮食以少食多餐、营养丰富、清淡易消化为原则,不宜饮酒及过食生冷、辛辣食物,忌油腻之品,少食产气的或不宜消化的食物。切忌粗硬饮食、暴饮暴食或饥饱无常;应保持精神愉快,避免忧思恼怒及情绪紧张;注意劳逸结合、避免劳累,病情较重时,需适当休息。

◎此病症一般预后良好,只要保持心情舒畅,饮食有节,并坚持治疗,多能治愈。若久病失治,或治疗不当,常使病程迁延,并可渐渐发展成其他的疾病。

◎治疗腹胀,可用双孔、四孔或六孔艾灸盒进行施灸,或艾条温和灸法,每次取3~5穴,艾条温灸各穴10~15分钟,或艾盒灸各穴15~30分钟,以局部皮肤红润为度,每日1次,10次为1个疗程,间隔2~3天再开始下一疗程。长期坚持艾灸治疗,一定要灸好、灸透,才会有较好疗效。

23. 腹痛

【症状】

腹痛是指中、下腹部的疼痛，多在胃脘之下，脐的周围，耻骨毛发际以上，发病原因多为气郁、受寒、食积。

【自我诊断】

急性腹痛，发病急，变化快，病情重，病因复杂，定位往往不是十分准确；慢性腹痛，起病缓慢，病程长或继发于急性腹痛之后，定位准确。腹痛绵绵，时痛时止，喜温喜按、神疲乏力、怕冷、大便溏薄，多为中焦虚寒，脾阳不振引起的。病痛急躁，腹部拒按、嗳腐吞酸，痛而欲排泄，泄而痛减，多为食积之症。

【施灸部位】

脾俞穴用艾条灸5～15分钟，艾盒灸15～20分钟；中脘穴用艾条灸5～15分钟，艾盒灸15～30分钟；下脘穴用艾条灸5～10分钟，艾盒灸30~40分钟；气海穴用艾炷灸5～7壮，艾条灸10～15分钟，艾盒灸15～30分钟；神阙穴用艾条灸5～15分钟，艾盒灸20～30分钟；内庭穴、独阴穴用艾条灸5～10分钟（图23）。

【老中医的话】

腹痛是一种症状，但发作时与多种脏腑的疾病有关，如肝、胆、脾、胃、大小肠及子宫等，临床中引起腹痛的原因很多，但最常见的原因是外感风寒、邪入腹中；或暴饮暴食，脾胃运化失司；或过食生冷，进食不洁；或脾胃阳虚，气血生化不足，经脉脏腑失其温煦而致腹痛发作。

【温馨提示】

◎艾灸对腹痛有较好的疗效。但对于剧烈疼痛要注意，特别是伴有面色苍白、大汗淋漓、四肢发冷等症状，要考虑胃穿孔、腹膜炎、宫外孕的可能，应立即就医治疗。

◎腹痛灸法以神阙穴、中脘穴为主穴，脾阳不振者配脾俞穴，食积者配内庭穴。注意日常的饮食起居，不暴饮暴食，忌生冷、油腻、辛辣之物，腹部注意保暖。

◎治疗腹痛，可用双孔、四孔或六孔艾灸盒进行施灸，或艾条温和灸法，每次取3～5穴，艾条温灸各穴10～15分钟，或艾盒灸各穴15～30分钟，以局部皮肤红润为度，每日1次，10次为1个疗程，间隔2～3天再开始下一疗程。长期坚持艾灸治疗，一定要灸好、灸透，才会有较好的疗效。

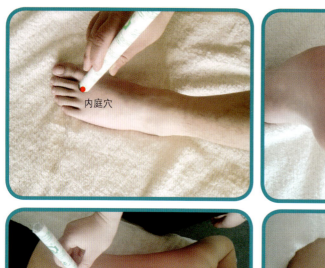
内庭穴

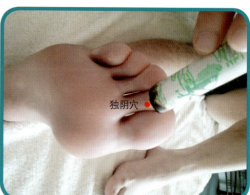
独阴穴

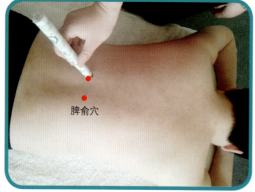
脾俞穴

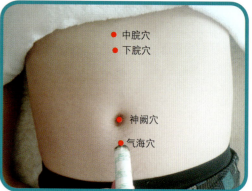
中脘穴
下脘穴
神阙穴
气海穴

图23

24. 慢性肝炎

【症状】

　　肝炎是指一组病毒性疾病，包括甲、乙、丙、丁、戊型肝炎，也包括滥用药物、酒精引起的中毒性肝炎。几种肝炎病毒通过不同途径传播，其共同特征是感染肝脏引起肝脏发炎。急性肝炎发病持续2～3周，完全恢复需9周左右。慢性肝炎病程在6个月以上，多数是由急性肝炎误诊、误治或由病毒感染、自身免疫功能下降以及某些药物的作用，使肝炎迁延不愈所造成，临床当中最常见的是慢性乙型肝炎。

【自我诊断】

　　急性肝炎主要表现为发热、怕冷、厌食、恶心、呕吐、乏力、肝区疼痛、腹泻、腹胀、尿黄等，部分甲型肝炎可出现皮肤及眼睛的巩膜黄染，称黄疸型肝炎。急性肝炎主要表现为乏力、食欲不振、腹胀、肝区疼痛，还可伴有皮疹、蜘蛛痣、关节炎、肾炎、心律失常等。肝功能检查常出现明显异样。慢性肝炎临床表现为食欲不振、全身乏力、肝区胀痛、腹胀、低烧、肝掌、蜘蛛痣等症状。慢性肝炎可导致肝硬化或肝癌。

【施灸部位】

　　肝俞穴、胆俞穴、肾俞穴、阳陵泉穴、阴陵泉穴、天枢穴用艾条灸10～15分钟，艾盒灸15～30分钟；中脘穴、期门穴、足三里穴用艾条灸5～15分钟，艾盒灸15～30分钟；神阙穴用艾条灸5～15分钟，艾盒灸20～30分钟；大椎穴采用大椎刺络拔罐法，先用三棱针点刺，挤出血数滴，留罐10～15分钟，然后再用艾条灸15～20分钟，艾盒灸20～30分钟，一般1次即可见效，病愈即止（图24）。

【老中医的话】

　　中医学认为，本病属"胁痛""黄疸"范畴。多因饮食不节，脾胃虚寒、外感时邪等，使脾胃升降失常、湿热内蕴、气血瘀滞而致此病。常见的肝病有肝硬化、腹水、乙肝、肝炎等。采用艾灸方法时，肝俞穴、肾俞穴是必灸的部位。但是乙肝能不能通过艾灸彻底治愈呢？乙肝分为乙肝患者和乙肝病毒携带者。乙肝患者通过艾灸可以将病治好，使患者成为携带者，病毒携带者也属于正常人。

【温馨提示】

　　◎为防止肝炎患者交叉感染，调理工具使用前后必须严格消毒，最好个人使用或严格消毒。注意加强锻炼，提高机体的免疫功能，以增强抗病能力。

　　◎肝俞穴有疏肝理气、潜阳息风之效；肾俞穴有滋阴补肾益气的作用；期门穴为肝之募穴，为足太阴脾经、足厥阴肝经、阴维三脉的交会穴，对于肝脾肿大、肝炎都有很好的调理效果；以上穴位施灸具有疏肝利胆、健脾利湿之效。

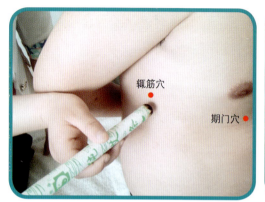

辄筋穴

期门穴

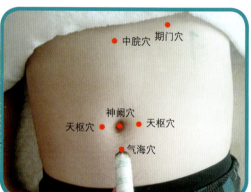

中脘穴　期门穴

神阙穴

天枢穴　天枢穴

气海穴

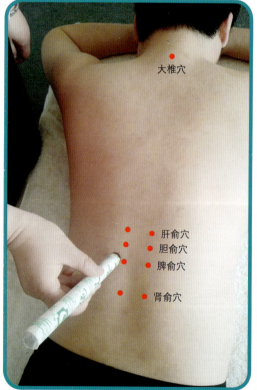

大椎穴

肝俞穴

胆俞穴

脾俞穴

肾俞穴

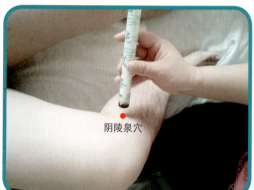

阴陵泉穴

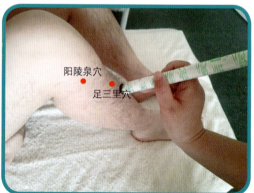

阳陵泉穴

足三里穴

图24

◎慢性肝病的病程长、病情复杂、治疗难度大。其治疗的关键是消除原发病因、调整机体免疫功能、保护肝细胞、阻断肝纤维化，但迄今尚无安全、高效、理想的治疗药物。因此，寻求疗效可靠的药物和治疗方案仍是亟待解决的问题。

◎艾灸可有效地调整慢性肝病患者的免疫系统功能，不但可以治疗肝炎，也可预防肝炎。取关元穴、足三里穴、三阴交穴，用大艾炷置穴位上行瘢痕灸，每次3～5壮，每日1次，能加强消化系统功能，增强抗病能力，对预防肝病有很好的疗效。

◎治疗肝炎，可用双孔、四孔或六孔艾灸盒进行施灸，或艾条温和灸法，每次取3～5穴，艾条温灸各穴10～15分钟，或艾盒灸各穴15～30分钟，以局部皮肤红润为度，每日1次，10次为1个疗程，间隔2～3天再开始下一疗程。长期坚持艾灸治疗，一定要灸好、灸透，才会有较好的疗效。

25. 肝硬化

【症状】

肝硬化表现为食欲不振、上腹满胀、疲倦乏力、体重减轻、恶心、腹痛、无性欲、男性乳房增大，女性月经失调，晚期可见发热、黄疸、腹水及精神症状等。

【自我诊断】

肝硬化早期多为肝郁脾虚、气滞血瘀，症见胸腹闷胀、胁痛、纳差、恶心、便溏、乏力。或见肝脾肿大、蜘蛛痣、肝掌、舌边有紫斑。中后期见水湿内阻，症见腹膨如鼓，按之坚满，脘闷纳呆，恶心。或伴面色萎黄、畏寒肢冷、神倦便溏等脾肾阳虚表现；或有面色黧黑，口干心烦潮热，鼻衄等肝肾阴虚现象。

【施灸部位】

阴谷穴、三阴交穴、肝俞穴、胆俞穴、肾俞穴、阳陵泉穴、阴陵泉穴、天枢穴用艾条灸10～15分钟，艾盒灸15～30分钟；脾俞穴用艾条灸5～15分钟，艾盒灸15～20分钟；中脘穴、期门穴、足三里穴用艾条灸5～15分钟，艾盒灸15～30分钟（图25）。

【老中医的话】

肝硬化是指由一种或多种原因长期或反复损害肝脏，导致广泛的肝实质损害，肝细胞坏死，纤维组织增生，肝正常结构紊乱，质地变硬。可并发脾肿大、腹水、水肿、黄疸、食管静脉曲张、出血、肝性脑病等。中医学认为，本病是由于黄疸日久、感染蛊毒、饮食不节、嗜酒过度等导致的肝、脾、肾受病，气滞血瘀，日久蓄积而成。

【温馨提示】

◎合理膳食、营养均衡、多食水果、蔬菜及富含蛋白质的食物。避免食用贝类食物，戒烟酒。避免接触肝炎患者以及有毒药物、工业毒物。

◎肝硬化是一种严重的变性疾病，由一种或多种原因反复损害肝脏，造成广泛的肝实质损害，肝细胞坏死、纤维组织增生、肝正常结构紊乱，最后导致肝质地变硬。肝硬化可并发脾肿大、水肿、黄疸、腹水、食管静脉曲张、出血、肝性脑病等。导致肝硬化的病因包括病毒、遗传缺陷、长期瘀滞及长期接触药物和毒物，大多数患者的病因是长期酗酒，在我国最多见的是乙型肝炎。

◎树立坚强意志、心情开朗、振作精神、消除思想负担，会有益于病情的恢复。如情绪不佳、精神抑郁、暴怒激动均可影响肝的功能，加速病变恶化的发展。肝硬化代偿功能减退，并发腹水或感染时应绝对卧床休息。病情稳定期可做些轻松工作或适当活动，进行有益的体育锻炼，活动量以不感觉到疲劳为度。

◎治疗肝硬化，可用双孔、四孔或六孔艾灸盒进行施灸，或艾条温和灸法，每次取

3～5穴，艾条温灸各穴10～15分钟，或艾盒灸各穴15～30分钟，以局部皮肤红润为度，每日1次，10次为1个疗程，间隔2～3天再开始下一疗程。长期坚持艾灸治疗，一定要灸好、灸透，才会有较好的疗效。

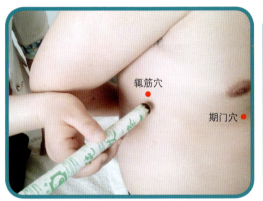

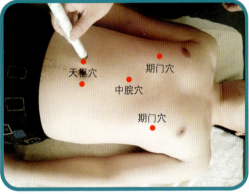

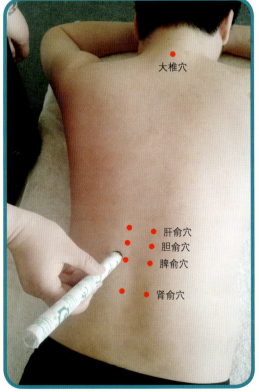

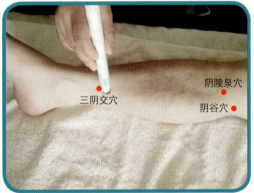

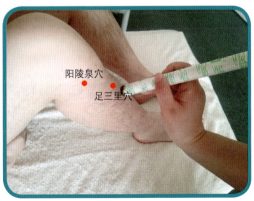

图25

26. 脂肪肝

【症状】

正常情况下，肝内脂肪占肝重3%～5%。若脂肪超过肝重10%，或组织学上肝实质脂肪化超过30%～50%，即可称为脂肪肝。

【自我诊断】

肝脏在脂类代谢中起着重要的作用，保持着脂类代谢的动态平衡。一方面摄取游离脂肪酸合成甘油三酯，另一方面以脂蛋白的形式将脂肪转运到血液中。如果这种动态平衡失调，脂肪就会在肝内蓄积，久而久之形成脂肪肝。脂肪肝患者多无自觉症状，偶尔感觉轻度疲乏、食欲不振、嗳气、腹胀、肝区胀满等感觉。

【施灸部位】

阴谷穴、三阴交穴、肝俞穴、胆俞穴、肾俞穴、阳陵泉穴、阴陵泉穴、天枢穴用艾条灸10～15分钟，艾盒灸15～30分钟；脾俞穴用艾条灸5～15分钟，艾盒灸15～20分钟；中脘穴、期门穴、足三里穴用艾条灸5～15分钟，艾盒灸15～30分钟（同图25）。

【老中医的话】

中医学认为，此病多因肝郁气滞、湿邪困脾、郁久化热、湿热内蕴或饮食不节而致肝胆湿热蕴结，瘀血阻滞所致。肥胖型体质者易发生脂肪肝。

【温馨提示】

◎轻型脂肪肝患者，用艾灸法治疗效果较好；重症患者应以中西医药物治疗为主，配以艾灸方法，将收到事半功倍的效果。日常生活要合理膳食，控制脂肪和碳水化合物的过量摄入。戒酒，多食些粗纤维食物。

◎治疗脂肪肝，可用双孔、四孔或六孔艾灸盒进行施灸，或艾条温和灸法，每次取3～5穴，艾条温灸各穴10～15分钟，或艾盒灸各穴15～30分钟，以局部皮肤红润为度，每日1次，10次为1个疗程，间隔2～3天再开始下一疗程。长期坚持艾灸治疗，一定要灸好、灸透，才会有较好的疗效。

27. 胆痛

【症状】

表现为上腹部胀闷、恶心、呕吐、食欲不振、黄疸等症状。重症者痛时坐卧不安、疼痛难忍、大汗淋漓、面色苍白等。胆痛发作时间长短不一，大多较短暂，有的呈隐痛、有的呈刺痛或钝痛。患者一般初起较轻，时发时止，反复发作。病程长者愈痛愈烈、疼痛难忍。

【自我诊断】

胆痛是胆道系统疾病的常见症状，又称为胆绞痛。经常在饱餐或进食高脂肪食物之后发作。现代医学认为，在胆囊炎、胆结石发作期，都会刺激胆囊黏膜发生剧烈疼痛。

【施灸部位】

胆俞穴：艾条灸10～15分钟，艾盒灸15～30分钟。先在胆俞穴上灸20分钟左右。灸后在胆俞穴上用力按揉15～20分钟，疼痛即止。在临床应用，屡用屡效，一般1次疼痛即止（图26）。

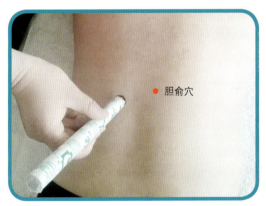

●胆俞穴

图26

【老中医的话】

中医学认为，此病属"腹痛""胃脘痛"范畴。多因饮食不节、情志失调、湿热内蕴、虫积瘀阻、外邪侵袭而致肝胆气滞、疏泄失常而致。

【温馨提示】

◎胆绞痛急性发作期应及时就医治疗，缓解期宜采用艾灸治疗。日常饮食注意调理，忌食油腻和高脂肪的食品。

28. 慢性胰腺炎

【症状】

急性胰腺炎的症状很严重，若不及时治疗可能会出现胰腺囊肿、脓肿、胰液渗入腹腔会引起并发症，危及生命。慢性胰腺炎多是由急性胰腺炎反复发作数年后发展而来的，慢性胰腺炎最重要的特征是胰腺分泌消化酶的能力丧失，临床表现为体重下降、大便恶臭、腹痛、腹胀，还会并发糖尿病、胰腺钙化及胰腺萎缩等。

【自我诊断】

胰腺炎是指胰腺器质性炎性病变，临床分为急性和慢性2种。胰腺产生消化酶和胰岛素，对人体摄入的碳水化合物和脂肪进行代谢。胰腺炎的病因多与长期大量饮酒、细菌感染、胆结石症、药物中毒及胰腺管阻塞有关。主要表现为反复发作或持续腹痛、消瘦、腹泻，后期可出现腹部囊性包块、黄疸和糖尿病等。

【施灸部位】

大椎穴、阳陵泉穴、阴陵泉穴、天枢穴用艾条灸10～15分钟，艾盒灸15～30分钟；中脘穴、期门穴、足三里穴、脾俞穴、胰俞穴用艾条灸5～15分钟，艾盒灸15～30分钟（图27）。

【老中医的话】

中医学认为，此病属"腹痛""胃脘痛"范畴。多因饮食不节、情志失调、湿热内蕴、气血瘀阻、外邪侵袭而致。

【温馨提示】

◎急性胰腺炎要及时就医治疗，不要贻误病情，以免发生并发症而危及生命。慢性胰腺炎可配合艾灸疗法做辅助治疗，将收到事半功倍的效果。慢性胰腺炎急性发作应立即去医院，慢性期则可在家庭调养，重点在预防急性发作。

◎日常生活中要注意饮食调理，忌食辛辣、刺激食物及肥甘油腻之品。积极治疗胆道疾病、戒酒及避免暴饮暴食。晚期多死于并发症，极少数可演变为胰腺癌。

◎治疗胰腺炎，可用双孔、四孔或六孔艾灸盒进行施灸，或艾条温和灸法，每次取3～5穴，艾条温灸各穴10～15分钟，或艾盒灸各穴15～30分钟，以局部皮肤红润为度，每日1次，10次为1个疗程，间隔2～3天再开始下一疗程。长期坚持艾灸治疗，一定要灸好、灸透，才会有较好的疗效。

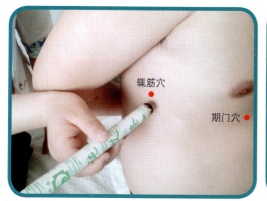

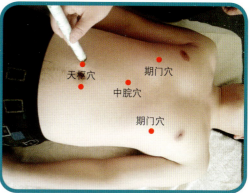

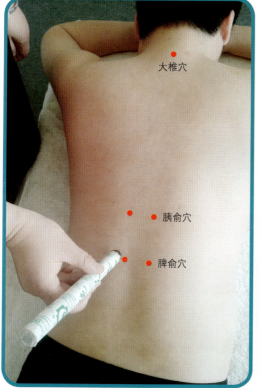

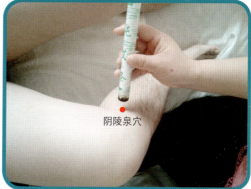

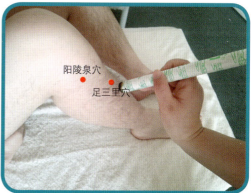

图27

29. 高血压

【症状】

高血压是指体循环动脉血压高于140/90毫米汞柱。血压持续增高，与精神紧张和劳累过度有关，常伴有易怒、面赤、头胀、头痛、头晕。如果血压持续升高，会出现心悸、四肢发麻、神疲懒言等症状，严重者还可以引起动脉硬化或脑血管意外等并发症。

【自我诊断】

高血压是常见的心血管疾病，常引起心、脑、肾等脏器的并发症，严重危害着人类的健康，因此提高对高血压的认识，对早期预防、及时治疗有极其重要的意义。高血压分为原发性和继发性2种。继发性高血压是由其他脏腑疾病如肾脏、内分泌、颅内病变等引起的一种症状。原发性高血压则称为高血压病。

高血压病是以体循环动脉血压增高为主要临床特征，并伴有血管、心、脑、肾等器官病理性改变的全身性疾病。成年人收缩压≥140毫米汞柱（18.62千帕）；舒张压≥90毫米汞柱（11.97千帕），排除继发性高血压，并伴有头痛、头晕、耳鸣、健忘、失眠、心悸等症即可确诊为高血压病。现代医学认为，高血压病与中枢神经系统及内分泌、体液调节紊乱有关。高血压病与年龄、职业、环境、酗酒、吸烟、高血脂也有关。高血压病患者还可能并发眼底动脉硬化、左心室肥大或衰竭、脑出血、肾衰竭、视网膜出血、中风等症。

【施灸部位】

大椎穴、命门穴用艾条灸15～20分钟，艾盒灸20～30分钟；足三里穴、百会穴、曲池穴、血压点穴、涌泉穴用艾条灸5～15分钟，艾盒灸15～30分钟，灸之可引热下行，调和阴阳，使血压趋于正常；督脉灸可直接作用于发病部位，使治疗直达病所。不但可以治疗高血压，也可以治疗各种慢性病及疑难杂症（图28）。

【老中医的话】

中医学认为，此病属"头痛""眩晕"范畴。多因内伤虚损、肝肾阴虚、肝阳上亢、肝风内扰、情志失调、饮食不节所致。素体阳盛或长期精神紧张、忧思恼怒、肝气瘀滞、久郁化火，或肾阴不足、肝失所养，致肝阳上亢，导致血压升高。患者要保持心情舒畅、清心寡欲、少思虑、少操劳、饮食要少油腻、多清淡。

【温馨提示】

◎治疗期间，患者要忌食辛辣刺激性的食物，饮食宜采用低盐、低脂肪、低糖、低胆固醇的膳食。戒烟限酒、心态平和，进行有益的科学锻炼。在艾灸治疗时，患者不宜突然停服以前服用的高血压药物，即使血压平稳，也应逐渐减量。

◎治疗高血压，可用双孔、四孔或六孔艾灸盒进行施灸，艾条温和灸法，每次取3～5

穴，每穴灸15～30分钟，每日1次，10次为1个疗程，间隔2～3天再开始下一疗程。待血压稳定于正常水平后，改为每周2～3次，巩固疗效。长期坚持艾灸治疗，一定要灸好、灸透，才会有较好的疗效。

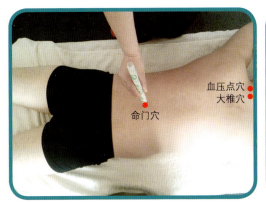
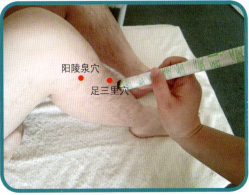

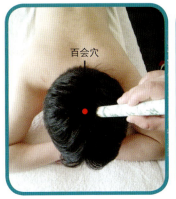
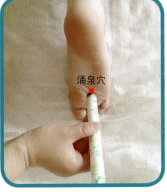
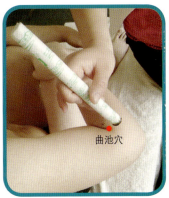

图28

30. 低血压

【症状】

低血压的临床症状有头痛、头晕、目眩、全身乏力、手足发凉等；严重者可出现恶心、呕吐，甚至休克；有些慢性低血压患者无自觉症状。

【自我诊断】

成年人的动脉收缩压≤90毫米汞柱、舒张压≤60毫米汞柱即为低血压。低血压分为急性和慢性2种。急性低血压表现为晕厥和休克2种综合征。慢性低血压则表现为体质性低血压、直立性低血压、内分泌紊乱所致的低血压等，还有些服用降压药或扩张血管药物过量引起的低血压。

轻微的低血压表现为头晕、头痛、食欲不振、疲劳、脸色苍白、消化不良、晕车船等；严重者表现为直立性眩晕、四肢冷、心悸、呼吸困难、共济失调、发音含糊，甚至昏厥，需长期卧床。这些症状主要是因血压下降，导致血液循环缓慢、远端毛细血管缺血，以致影响组织细胞的氧气和营养供应、二氧化碳及代谢废物的排泄。尤其影响了大脑和心脏的血液供应。

【施灸部位】

百会穴、足三里穴、关元穴用艾条灸5~15分钟，艾盒灸15~30分钟；神阙穴用艾条灸5~15分钟，艾盒灸20~30分钟；气海穴用艾炷灸5~7壮，艾条灸10~15分钟，艾盒灸15~30分钟；督脉灸可直接作用于发病部位，使治疗直达病所。不但可以治疗低血压，也可以治疗各种慢性病及疑难杂症（图29）。

【老中医的话】

中医学认为，低血压属于"眩晕""厥证""心悸""虚劳"范畴。形成的原因主要是元气大伤、肾气亏损，所以，心脏搏动无力，甚至出现间歇。虽然没有郁怒伤肝，但房劳伤肾是其主要原因。

【温馨提示】

◎长期低血压会使机体功能大大下降，其危害有视力、听力下降，诱发或加重老年性痴呆，头晕、昏厥、跌倒、骨折的发生率大大增加。浑身乏力、精神疲惫、心情压抑、忧郁等情况经常发生，严重影响生活质量。直立性低血压的病情严重后，患者每当变换体位时可出现血压迅速下降，发生晕厥，以致被迫卧床不起，另外，可诱发脑梗死、心肌缺血，给患者、家庭和社会带来严重的危害。

◎早上起床时，应缓慢地改变体位，防止血压突然下降。起立时不能突然，要转身缓缓而起，肢体屈伸动作不要过猛过快，如提、举重物或排便后起立动作都要慢些。

◎不要在闷热或缺氧的环境中待得太久，以避免低血压发生；洗澡水温度不宜过热、过冷，因为过热可使血管扩张而降低血压，过冷会刺激血管收缩而增高血压。对有下肢静脉曲张的人不宜穿太紧的袜子、紧身裤，以免影响静脉回流。

◎艾灸疗法对于低血压有调理和治疗作用。重灸法可以使高血压降低，使低血压升高，具有双向调节的作用，但要坚持连续施灸，才能收到良好的效果。中医采用的是调理气血的方法，使高血压降低、低血压升高，恢复到正常水平。

◎治疗低血压，可用双孔、四孔或六孔艾灸盒进行施灸，或用艾条温和灸法，每次取3～5穴，每穴灸10～15分钟，每日1次，10次为1个疗程，间隔2～3天再开始下一疗程。待血压稳定于正常水平后，改为每周2～3次，巩固疗效。长期坚持艾灸治疗，一定要灸好、灸透，才会有较好的疗效。

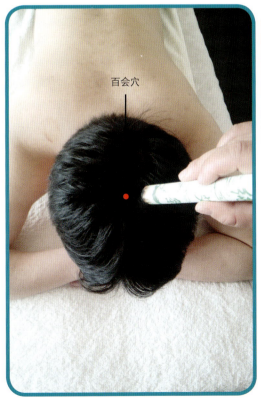
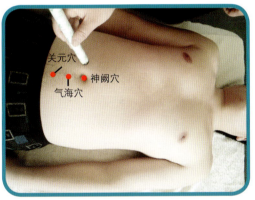
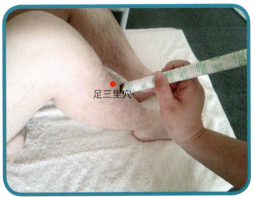

图29

31. 冠心病

【症状】

表现为心绞痛、心肌损害、心律不齐、心力衰竭、心脏扩大等，常伴有胸前区阵发性疼痛，可放射至肩、上肢或背部，以左肩或上肢由前臂内侧直达小指或无名指较多见；有时还伴有四肢厥冷或气短、口唇发绀等。高血压、高血脂、高血黏稠度是发生本病的主要诱因。

【自我诊断】

冠心病是冠状动脉粥样硬化性心脏病的简称。现代医学认为，是由于冠状动脉发生粥样硬化或痉挛，使管腔狭窄或闭塞而导致心肌缺血、缺氧而发病。但临床中不同的症状，代表的意义也不一样，具体情况如下：

●心绞痛型：表现为胸骨后的压榨感、闷胀感，伴随明显的焦虑，持续3～5分钟，常放射到左侧臂部、肩部、下颌、咽喉部、背部，情绪激动、受寒、饱餐等增加心肌耗氧的情况下发作的类型称为劳力性心绞痛，休息和含服硝酸甘油后可缓解。有时候心绞痛不典型，可表现为气紧、晕厥、虚弱、嗳气，尤其多见于老年人。

●心肌梗死型：梗死发生前1周左右常有前驱症状，如静息和轻微体力活动时心绞痛发作，伴有明显的不适和疲劳感。梗死时表现为持续性剧烈压迫感、闷塞感，甚至刀割样疼痛，疼痛位于胸骨后，常波及整个前胸，以左侧为重。部分患者可放射至上肢、肩部、颈部、下颌，以左侧为主。疼痛部位与心绞痛部位一致，但持续更久，疼痛更重，休息和含服硝酸甘油后不能缓解。有时候表现为上腹部近心口窝处疼痛，容易与胃痛、腹痛相混淆。伴有呼吸困难、濒死感、低热、烦躁不安、多汗和冷汗、恶心、呕吐、心悸、头晕、极度乏力，持续30分钟以上，甚至达数小时。发现这种情况应立即送医院就诊。

●隐匿性冠心病：很多患者有广泛的冠状动脉阻塞，却没有感到过心绞痛，甚至有些患者在心肌梗死时也没感到心绞痛。部分患者在发生了心脏性猝死，或常规体检时才发现心肌梗死。部分患者由于心电图有缺血表现，发生了心律失常，或因为运动试验阳性而做冠脉造影时才发现有心肌梗死。这类患者发生心脏性猝死和心肌梗死的几率和有症状的心绞痛一样，所以应注意平时的心脏保养。

●心力衰竭和心律失常型：部分患者原有心绞痛发作，以后由于病变广泛，心肌广泛纤维化，心绞痛逐渐消失，却出现心力衰竭的表现，如气紧、水肿、乏力等，还有各种心律失常，表现为心悸。还有部分患者从来没有过心绞痛，而直接表现为心力衰竭和心律失常。

●猝死型：指由于冠心病引起的不可预测的突然死亡，在急性症状出现以后6小时内发生心脏骤停所致。主要是由于缺血造成心肌细胞电生理活动异常，而发生严重的心律失常所致。

【施灸部位】

内关穴用艾炷灸3～5壮，艾条灸10～15分钟，艾盒灸15～20分钟；曲泽穴用艾条灸3～5分钟；郄门穴用艾炷灸3～5壮，艾条灸10～15分钟；膻中穴用艾炷灸5～7壮，艾条灸10～15分钟，艾盒灸15～30分钟；心俞穴、巨阙穴、厥阴俞穴用艾炷灸5～7壮，艾条灸10～15分钟，艾盒灸15～20分钟；乳根穴用艾条灸10～15分钟，艾盒灸15～20分钟（图30）。

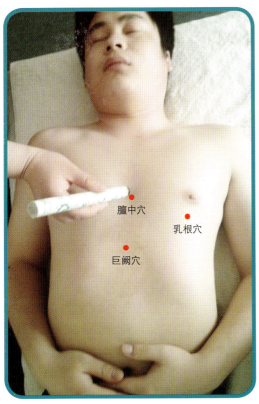

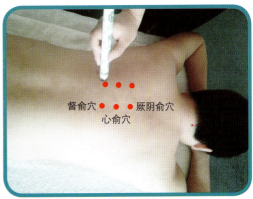

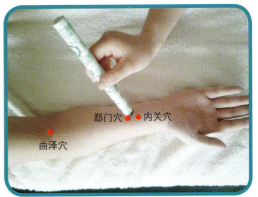

图30

【老中医的话】

中医学认为，本病属"胸痹"范畴。多因心气不足，寒邪凝滞血脉，或七情内伤、气滞血瘀、血脉阻塞等因素而发病。近几年冠心病的发病越来越往低龄化发展，应引起高度重视。

【温馨提示】

◎大多数的心脏病不是心脏本身出了问题，而是因为血脂高、血液黏稠度增高，血液当中存在许多有害的物质和成分，以至于发生供血不足、心肌劳损、栓塞、梗死等。所以，应该清除血液中病态的成分，而不是单纯靠服用扩张血管的药物来解决问题。

◎心脏病患者应戒烟限酒，食物宜清淡，避免过量食用肥甘厚味之品。

◎冠心病的急性发作期应立即去医院，不要贻误病情，以免发生并发症而危及生命。缓解期配合艾灸疗法调养，将收到事半功倍的效果，此病重点在积极预防急性发作。

◎治疗冠心病，可用双孔、四孔或六孔艾灸盒进行施灸。将点燃的艾条在距离穴位2厘米处施灸，以局部感到温热为度，局部皮肤可有发红的现象即可。每次取3~5穴，每穴可灸10~15分钟，或艾盒灸15~30分钟，每日1次，10次为1个疗程，间隔2~3天再开始下一疗程。长期坚持艾灸治疗，一定要灸好、灸透，才会有较好的疗效。

32. 风湿性心脏病

【症状】

风湿性心脏病又称风湿性心瓣膜病，简称风心病。是由于急性风湿性心肌炎引起心脏瓣膜发生炎症性损害，瓣膜增厚、粘连、反复多次发作（风湿活动），使瓣膜病加重，甚至纤维化和钙化，临床表现有心悸、心前区不适、乏力、气急、呼吸困难和颧部紫红，有时伴有肺水肿、肺瘀血和肝肿大。

【自我诊断】

此病是由于风湿热活动累及心脏瓣膜而造成的心脏病变。表现为二尖瓣、三尖瓣、主动脉瓣中有一个或几个瓣膜狭窄和（或）关闭不全。此病初期一般无明显症状，后期则表现为心慌气短、乏力、咳嗽、肢体水肿、咳粉红色泡沫痰，直至心力衰竭而危及生命。有的则表现为动脉栓塞以及脑梗死而死亡。

【施灸部位】

内关穴用艾炷灸3~5壮，艾条灸10~15分钟，艾盒灸15~20分钟；曲泽穴用艾条灸3~5分钟；郄门穴用艾炷灸3~5壮，艾条灸10~15分钟；膻中穴用艾炷灸5~7壮，艾条灸10~15分钟，艾盒灸15~30分钟；心俞穴、巨阙穴、厥阴俞穴用艾炷灸5~7壮，艾条灸10~15分钟，艾盒灸15~20分钟；乳根穴用艾条灸10~15分钟，艾盒灸15~20分钟（同图30）。

【老中医的话】

中医学认为，风湿性心脏病多属于"怔忡""喘证""惊悸""心痹"等范畴。多由风寒湿邪内侵，久而化热或风湿热邪直犯，内舍于心，乃致心脉痹阻，血脉不畅，心失所养，心神为之不安，表现为心悸、怔忡，甚而阳气衰微不布，无以温煦气化，而四肢逆冷、面色㿠白、颧面暗红、唇舌青紫。水湿不化，内袭肺金，外则泛溢肌肤四肢或下走肠间，见到水肿、咳嗽气短、胸闷、脘腹痞胀，不能平卧等症。

【温馨提示】

◎心脏病患者应戒烟限酒，食物宜清淡，避免过量食用肥甘厚味之品。禁止食用苦寒及辛辣食物。在一日三餐当中，特别是晚餐中要七八分饱即可，营养要均衡一些。选择一种适合自己的锻炼方式进行科学锻炼，对增强体质、预防心脑血管疾病有很大的帮助。

◎风湿性心脏病的急性发作期应立即去医院，采取药物治疗，不要贻误病情，以免发生并发症而危及生命。缓解期配合艾灸疗法调养，将收到事半功倍的效果。

33. 病毒性心肌炎

【症状】

病毒性心肌炎是病毒侵犯心脏后引起心肌细胞变性、坏死和心肌间质炎症改变的一种疾病。发病前1～3周，多有肠道或上呼吸道病毒感染史。

【自我诊断】

病毒性心肌炎多呈急性发病，以青少年、中年多见，患者常先有发热、全身酸痛、咽痛、倦怠、恶心、呕吐、腹泻等症状，然后出现心悸、胸闷、胸痛或心前区隐痛、头晕、乏力恶心、呼吸困难、水肿，极少数患者出现心力衰竭或心源性休克。重症患者在短期内可并发急性心力衰竭或心源性休克，甚至猝死。

【施灸部位】

内关穴用艾炷灸3～5壮，艾条灸10～15分钟，艾盒灸15～20分钟；曲泽穴用艾条灸3～5分钟；郄门穴用艾炷灸3～5壮，艾条灸10～15分钟；膻中穴用艾炷灸5～7壮，艾条灸10～15分钟，艾盒灸15～30分钟；心俞穴、巨阙穴、厥阴俞穴用艾炷灸5～7壮，艾条灸10～15分钟，艾盒灸15～20分钟；乳根穴用艾条灸10～15分钟，艾盒灸15～20分钟（同图30）。

【老中医的话】

中医学认为，本病属"心悸""怔忡""胸痹"范畴。多由邪毒犯心，邪毒入里，内舍于心，心脉受损；病情迁延，心肌受损，病及肺脾，痰浊内生，停于心下，气滞血瘀，心脉痹阻，致使痰瘀互阻；病久心气不足，心阴受损，心失所养，心气不足，不能抵抗病邪，正虚邪恋则引发此病。

【温馨提示】

◎感冒可以加重或诱发心肌炎，还可以使已相对稳定的病症再次复发，故心肌炎患者应注意避免伤风感冒。一旦患上感冒，也应及时治疗，防止其对心肌的进一步损伤。绝大多数心肌炎患者只要治疗得当，预后良好。

◎病毒性心肌炎患者应早期诊断，早期治疗，多数预后良好，不会遗留任何后遗症。但由于目前尚无根治病毒感染的有效治疗方法，并且存在个体反应性差异，少部分患者可演变为扩张型心肌病。心肌炎患者应至少休息3～6个月，如果有心脏扩大的患者应至少休息半年以上，同时要限制体力活动。

◎轻型患者采用艾灸疗法对改善症状有较好的疗效。重症患者应及时就医治疗，不要贻误病情，以免发生并发症而危及生命。缓解期可配合艾灸疗法调养，将收到事半功倍的效果，此病重点是要积极预防急性发作。

34. 眩晕

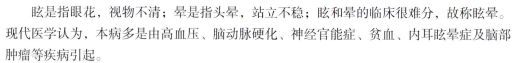

【症状】

眩是指眼花，视物不清；晕是指头晕，站立不稳；眩和晕的临床很难分，故称眩晕。现代医学认为，本病多是由高血压、脑动脉硬化、神经官能症、贫血、内耳眩晕症及脑部肿瘤等疾病引起。

【自我诊断】

患者自觉头晕眼花、视物模糊、旋转或眼前发黑。轻者闭目静处，或卧床休息症状即除；重者视物旋转或自觉头身动摇如坐舟车，站立不稳或天旋地转，并伴有恶心、呕吐、出汗、肢体震颤、甚至摔倒。

【施灸部位】

曲泽穴、内关穴用艾炷灸3~5壮，艾条灸10~15分钟，艾盒灸15~20分钟；百会穴、足三里穴用艾条灸5~15分钟，艾盒灸15~30分钟；脾俞穴用艾条灸5~15分钟，艾盒灸15~20分钟；大椎穴用艾条灸15~20分钟，艾盒灸20~30分钟；阳陵泉穴、阴陵泉穴用艾炷灸5~7壮，艾条灸10~15分钟，艾盒灸10~20分钟；肾俞穴用艾条灸5~10分钟，艾盒灸10~20分钟；风池穴、丰隆穴、太冲穴用艾条灸5~10分钟，艾盒灸10~15分钟（图31）。

【老中医的话】

中医学认为，眩晕的病因复杂，多由气血亏虚、肾精不足致脑髓空虚，清窍失养，或肝阳上亢、痰火上逆、瘀血阻窍而扰动清窍发生眩晕，与肝、脾、肾三脏关系密切。眩晕的病性以虚者居多，如肝肾阴虚、肝风内动，气血亏虚、清窍失养，肾精亏虚、脑髓失充。眩晕实证多由肝阳上亢、痰浊阻遏、升降失常、痰火气逆、上犯清窍、瘀血停着，痹阻清窍而成。眩晕的发病过程中，各种病因病机可以相互影响、相互转化，形成虚实夹杂；或阴损及阳，阴阳两虚。肝风、痰火上扰清窍，进一步发展可上蒙清窍、阻滞经络，而形成中风；或突发气机逆乱，清窍暂闭或失养，而引起晕厥。

【温馨提示】

◎保持心态平和，心情开朗愉悦，增强战胜疾病的信心。重症患者要密切注意血压、呼吸、神志、脉搏等情况，以便及时处理。对颅内病变引起的眩晕应采用手术治疗，例如脑部肿瘤等。

◎注意饮食调理，合理膳食。以清淡易消化的饮食为宜，多吃蔬菜、水果，忌烟酒、油腻、辛辣之品，少食海腥发物，虚证眩晕者可配合食疗，加强营养。

◎避免各种可能导致眩晕的外部因素，患者的室内应保持安静、舒适，避免噪声，光线柔和。保证充足的睡眠，注意劳逸结合。眩晕发作时应卧床休息，闭目养神，少做或不做旋转、弯腰等动作，以免诱发或加重病情。

　　◎治疗眩晕，可用双孔、四孔或六孔艾灸盒进行施灸，或艾条温和灸法，每次取3～5穴，艾条温灸各穴10～15分钟，或艾盒灸各穴15～30分钟，以局部皮肤红润为度，每日1次，10次为1个疗程，间隔2～3天再开始下一疗程。坚持长期艾灸治疗，一定要灸好、灸透，才会有较好的疗效。

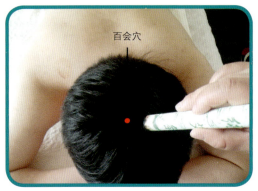

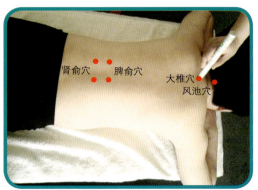

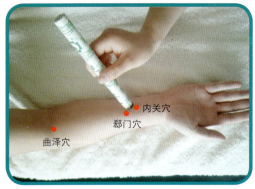

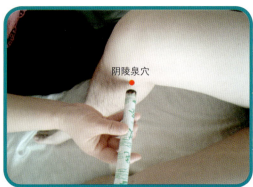

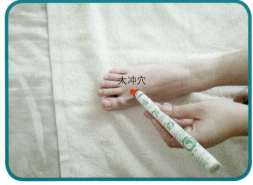

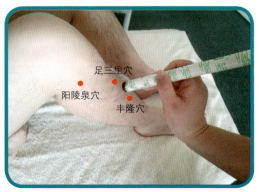

图31

35. 失眠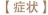

【症状】

失眠，中医称为不寐，是以经常不能正常睡眠为特征的一种疾病。典型症状是难以入睡、睡眠不久即醒、醒后久久不能入眠，甚至彻夜难眠。患者常伴有头晕脑涨、四肢乏力、精神萎倦、记忆力减退、食欲不振等症状。

【自我诊断】

夜里经常不能正常睡眠，或睡着即醒，或醒来后很难再入睡。常有胸闷、腹满，以致食不甘味等脾胃不和的症状表现。或有思虑过度、头晕头痛、遗精等心肾不交的症状表现。

【施灸部位】

百会穴、足三里穴、腰俞穴、中脘穴用艾条灸5~15分钟，艾盒灸15~30分钟；曲泽穴、内关穴用艾炷灸3~5壮，艾条灸10~15分钟，艾盒灸15~20分钟；大椎穴用艾条灸15~20分钟，艾盒灸20~30分钟；阳陵泉穴、三阴交穴用艾条灸10~15分钟，艾盒灸15~30分钟；安眠穴用艾条悬灸5~10分钟（图32）。

【老中医的话】

中医学认为，失眠属"不寐""不得眠""不得卧""少睡""无眠""目不瞑"范畴。多因人体阴阳、气血不调造成心神不安、心失所养、心肾不交、心血不足或思虑劳倦、惊恐伤神所致。

【温馨提示】

◎很多因素都可以造成失眠，如精神因素、身体的疾病等都会引起。年龄、生活习惯、工作环境、精神压力都与失眠有着密切关系。现代医学认为，本病常伴随神经官能症及某些精神疾病等。大多由精神紧张或不良的生活习惯引起的。

◎本病患者经常表现出一定的人格特征，如容易烦躁、焦虑，为人处世过于认真和计较，性格内向，自我控制能力较差等。所以要心态平和、淡泊名利、劳逸结合、起居有规律。积极治疗可能引发失眠的原发病症。

◎治疗失眠，可用双孔、四孔或六孔艾灸盒进行施灸，或艾条温和灸法，每次取3~5穴，艾条温灸各穴10~15分钟，或艾盒灸各穴15~30分钟，以局部皮肤红润为度，每日1次，10次为1个疗程，间隔2~3天再开始下一疗程。长期坚持艾灸治疗，一定要灸好、灸透，才会有较好的疗效。

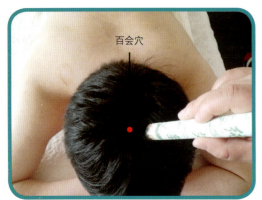

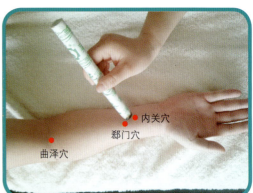

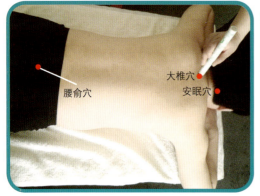

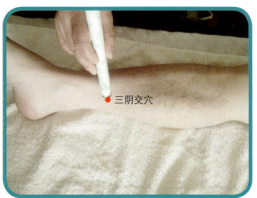

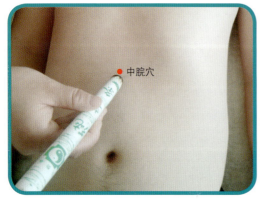

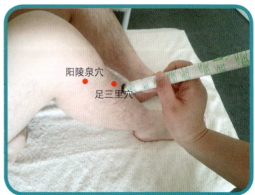

图32

36. 盗汗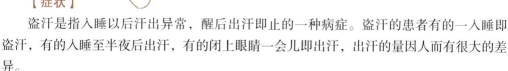

【症状】

盗汗是指入睡以后汗出异常，醒后出汗即止的一种病症。盗汗的患者有的一入睡即盗汗，有的入睡至半夜后出汗，有的闭上眼睛一会儿即出汗，出汗的量因人而有很大的差异。

【自我诊断】

轻型盗汗的患者，多数在入睡已深，或在清晨5时许或在觉醒前1～2小时时易出汗液，出汗量较少，仅在醒后觉得全身或身体某些部位稍有汗湿，醒后则无汗液再度泄出。一般不伴有不舒适的感觉。

中型盗汗的患者，多数入睡后不久汗液即可泄出，甚则可使睡衣湿透，醒后汗即止，揩拭身上的汗液后，再入睡即不再出汗。这种类型的盗汗，患者常有烘热感，热作汗出，觉醒后有时出现口干咽燥的感觉。

重型盗汗的患者，汗液极易泄出。入睡后不久或刚闭上眼即将入睡时，即有大量汗液涌出，汗出后即可惊醒，醒后汗液即可霎时收敛。再入睡可再次汗出。出汗量大，汗液常带有淡咸味，或汗出的同时混有汗臭。汗出甚者可浸湿被褥，一夜更换数次睡衣，有个别重证患者能使被褥湿透，被褥较薄或用席子时，汗液可在床板上印出汗迹。这些患者常伴有明显的烘热感，烦躁，出汗后口干舌燥，喜欢喝凉水。平时可伴有低热或潮热、五心烦热、颧红、头晕、消瘦、疲乏不堪、尿色深、尿量少、大便干燥等症状。

轻型与中型盗汗，对身体的损伤不会太大，但重型盗汗患者，时间久了常会使病情恶化，向"脱证"发展，严重威胁着患者的健康与生命安全。

【施灸部位】

肺俞穴用艾条灸5～10分钟，艾盒灸10～15分钟；中脘穴、足三里穴用艾条灸5～15分钟，艾盒灸15～30分钟；大椎穴用艾条灸15～20分钟，艾盒灸20～30分钟；阴郄穴用艾条灸5～10分钟；神阙穴用艾条灸5～15分钟，艾盒灸20～30分钟；气海穴用艾炷灸5～7壮，艾条灸10～15分钟，艾盒灸15～30分钟（图33）。

【老中医的话】

中医学认为，盗汗多为肾阴虚所致。阴虚则阳盛，虚热内生，耗伤阴液，睡则卫气乘虚陷入阴中，表无护卫，肌表不密，荣中之火独旺于外，蒸热，迫津外泄则汗。醒则气固于表，玄府密闭而汗止。

【温馨提示】

◎中医学认为，"汗为心之液"，若长期盗汗不止，心阴耗伤十分严重，对身体的影响很重，一定要积极治疗。养成有规律的生活习惯，注意劳逸结合，加强必要的体育锻炼。

◎在饮食方面，盗汗者应禁食辛辣食物，切勿饮酒，并多食一些养阴清热的新鲜蔬菜。重型盗汗要注意观察患者的面色、神志、出汗量大小，如有特殊改变要及时就医治疗。

◎治疗盗汗，可用双孔、四孔或六孔艾灸盒进行施灸，或艾条温和灸法，每次取3～5穴，艾条温灸各穴10～15分钟，或艾盒灸各穴15～30分钟，以局部皮肤红润为度，每日1次，10次为1个疗程，间隔2～3天再开始下一疗程。长期坚持艾灸治疗，一定要灸好、灸透，才会有较好的疗效。

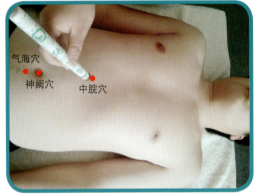
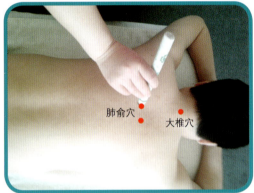
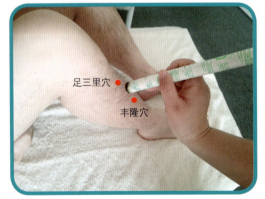
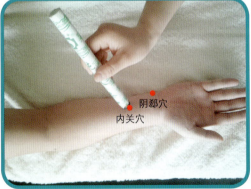

图33

37. 嗜睡症

【症状】

表现为白天睡眠过多或睡眠发作，无法以睡眠时间不足来解释。有时出现睡眠紊乱，引起明显的苦恼和影响正常的生活和工作。

【自我诊断】

睡醒时达到完全觉醒状态的过渡时间延长，每天出现这种睡眠障碍持续1个月以上或反复发作，排除各种器质性疾病引起的白天嗜睡和发作性睡病。

【施灸部位】

脾俞穴、肾俞穴、肝俞穴、胆俞穴、大椎穴、中脘穴、足三里穴用艾条灸5~15分钟，艾盒灸15~20分钟；神阙穴用艾条灸5~15分钟，艾盒灸20~30分钟；气海穴用艾炷灸5~7壮，艾条灸10~15分钟，艾盒灸15~30分钟；丰隆穴用艾条灸5~10分钟，艾盒灸10~15分钟；督脉灸可直接作用于发病部位，使治疗直达病所，对此症有很好的疗效（图34）。

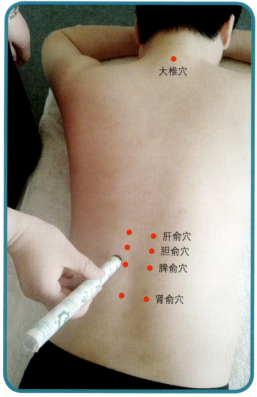

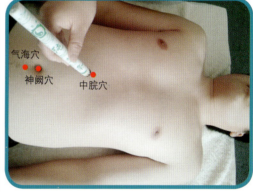

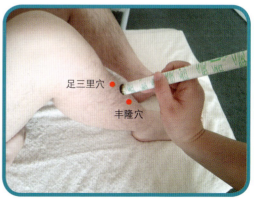

图34

【老中医的话】

中医学认为，此症主要是中焦虚寒或湿邪困脾而致。因为中医有脾困人则困之说。"阳"主动，"阴"主静，所以阳气不足、阴气盛时也会出现嗜睡症与发作性睡病。《脾胃论》"脾胃之虚怠惰嗜卧"，《丹溪心法》"脾胃受湿，沉困无力，怠惰嗜卧"，《灵枢》中说："阳气盛则，嗔目，阴气盛则瞑目"，说明了嗜睡症的病理主要在于阴盛阳衰。

【温馨提示】

◎对那些嗜睡的人来说，因为他们不能被家人和同龄人理解，认为他们是懒惰、不愿意活动。这种情况多采用心理治疗，去除与发病有关的不良心理因素，避免精神刺激，帮助患者建立正常的生活规律。

◎治疗嗜睡症，可用双孔、四孔或六孔艾灸盒进行施灸，或艾条温和灸法，每次取3～5穴，艾条温灸各穴10～15分钟，或艾盒灸各穴15～30分钟，以局部皮肤红润为度，每日1次，10次为1个疗程，间隔2～3天再开始下一疗程。长期坚持艾灸治疗，一定要灸好、灸透，才会有较好的疗效。

38. 癫痫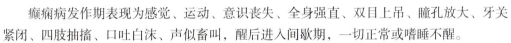

【症状】

癫痫病发作期表现为感觉、运动、意识丧失、全身强直、双目上吊、瞳孔放大、牙关紧闭、四肢抽搐、口吐白沫、声似畜叫，醒后进入间歇期，一切正常或嗜睡不醒。

【自我诊断】

癫痫俗称"羊痫风""羊羔风"，是一时性大脑功能紊乱引起的阵发性全身或局部肌肉抽搐的综合征。临床有发作期和间歇期之分，表现多样，严重的程度和差异很大。现代医学认为，此病可能与遗传因素有关，也可能是由大脑外伤等病变引起；也可能由尿毒症、血糖过高或过低等全身疾病所致。过度疲劳、饥饿、过饱、强烈的情绪刺激、酗酒、药物、应激、光电、失眠、惊吓、月经及口服避孕药等均可诱发癫痫发作。

【施灸部位】

大椎穴、丰隆穴、足三里穴、太冲穴、曲泽穴、内关穴刺血拔罐后再灸，先用三棱针点刺放血，刺后拔罐，以吸拔出血各5～10毫升为宜。艾条灸5～15分钟。隔日1次，10次为1个疗程。其中曲泽穴10～15天1次（图35）。

【老中医的话】

中医学称癫痫为痫证。其病因病机与风、火、痰、瘀、虚和心、肝、脾、肾有关。七情不遂、气机不畅而致肝郁，肝郁克脾，脾虚生痰，痰迷清窍，痰可化热，热盛化火，火极生风。或因母胎惊恐而伤肾，遗传下代，幼岁即发病。或大脑损伤，血瘀心窍而发痫证。痰迷清窍而神昏，风性动摇而抽搐、颤动，认为痰为痫祸之首，由痰聚气逆，风动而作，随痰散、气平、风息而止，因痰浊聚散无常，以致痫发无定时，这是痫证的主要病理基础。

引起癫痫的风是指内风（肝阳化风、热极生风、血虚风动），主要是肝病变的一种表现（头晕目眩、四肢抽搐、肢麻、震颤、强直、猝然昏倒、口眼㖞斜等），故风从内生，主要是肝的功能失调。肝阳上亢生风为实证，肝阴不足生风为虚证。

致痫之火为内火，常由脏腑失调（偏盛偏衰）而成，阳盛者属实火，以心肝病变为主。肝火偏旺、火动生风、煎熬津液、结而为痰、风动痰升、阻塞心窍则昏仆、抽搐、吐涎。

瘀和虚也是发病的重要环节。病久痰留气滞，容易导致血瘀。颅脑外伤后引发的痫证是因脑髓气血失调、窍络易被瘀阻、痰浊内生所致。

【温馨提示】

◎治疗期间要劳逸结合，避免身心过劳，要调适心情。日常生活饮食要戒烟酒，少食肉类，尤其要忌食牛、羊、鸡肉，多吃蔬菜、果瓜之类，有利于帮助患者走向康复。

　　◎刺血拔罐、艾灸疗法对控制癫痫的发作次数及严重程度有一定疗效，甚至可完全治愈，但需持之以恒。艾条温和灸法，每次取3～5穴，每穴灸5～10分钟，10次为1个疗程，间隔2～3天再开始下一疗程。长期坚持艾灸治疗，一定要灸好、灸透，才会有较好的疗效。

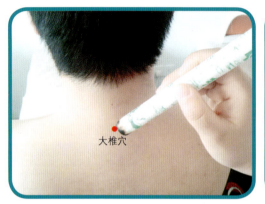
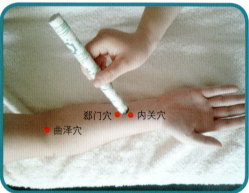
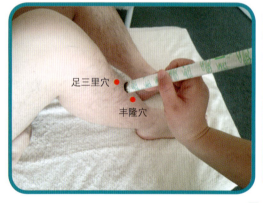
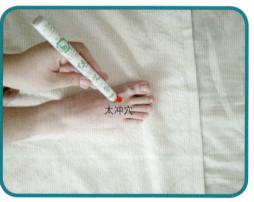

图35

39. 脑血管意外后遗症

【症状】

脑血管意外俗称中风，又叫"卒中"。脑血管后遗症是指急性脑血管疾病治疗后脱离生命危险，但留下肢体功能障碍的病症。脑血管意外可分为出血性和缺血性两大类。前者包括脑出血和蛛网膜下腔出血，后者包括脑血栓形成和脑栓塞。本病常见于中老年患者，多数与动脉硬化、高血压、高血脂、高血黏稠度有关。急性期过后大多留有后遗症。

【自我诊断】

脑血管意外后遗症主要表现为意识清醒，但上下肢运动不能协同、口齿不清、吞咽不利、关节强直、口眼㖞斜、口角流涎、手足麻木、半身不遂等。随着时间的推移，肢体逐渐强直拘挛、姿势发生改变和产生畸形。

【施灸部位】

大椎穴、丰隆穴、足三里穴、太冲穴刺血拔罐后再灸，先用三棱针或刺血笔点刺放血，刺后拔罐，以吸拔出血各5~10毫升为宜；艾条灸5~15分钟，艾盒灸15~30分钟；隔日1次，10次为1个疗程。神阙穴用艾条灸5~15分钟，艾盒灸20~30分钟。气海穴用艾炷灸5~7壮，艾条灸10~15分钟，艾盒灸15~30分钟。关元穴、曲池穴、环跳穴、涌泉穴、肩井穴、风市穴、委中穴、百会穴用艾条灸5~15分钟，艾盒灸15~30分钟。悬钟穴用艾条灸5~15分钟，艾盒灸15~20分钟。足临泣穴用艾条灸5~10分钟。督脉灸可直接作用于发病部位，使治疗直达病所，对此症有很好的疗效（图36）。

【老中医的话】

中医学认为，本病属"卒中""中风"范畴。是因虚、风、寒、痰、气、血、火六端中气不足引发此病，发病急而且凶险，甚至危及生命。

【温馨提示】

◎中风后遗症早期进行积极治疗和功能锻炼至关重要。注意合理的膳食，营养要均衡一些，心态平和也很重要。艾灸疗法与中医的按摩、推拿、拔罐等理疗手段是中风后遗症功能恢复的重要辅助治疗措施，可有效地促进肢体恢复正常的功能。

◎从上至下，先灸健侧后灸患侧，将点燃的艾条悬于穴位上，距离皮肤2厘米左右进行灸，灸至皮肤稍有红润，以不引起灼痛为度，患者自感有温热感，一般每次取3~5穴，每穴灸10~20分钟，每天2次。10次为1个疗程，间隔2~3天再开始下一疗程。长期坚持艾灸治疗，一定要灸好、灸透，才会有较好的疗效。

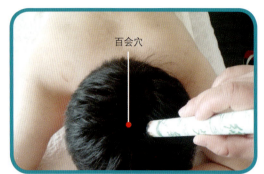

百会穴

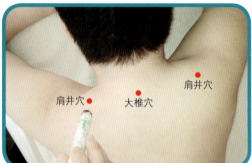

肩井穴　大椎穴　肩井穴

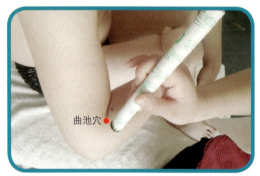

曲池穴

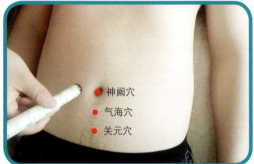

神阙穴
气海穴
关元穴

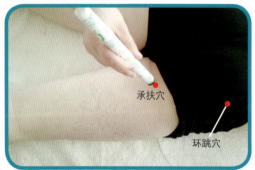

承扶穴
环跳穴

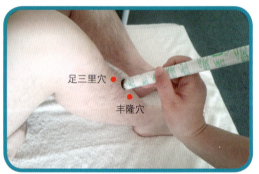

足三里穴
丰隆穴

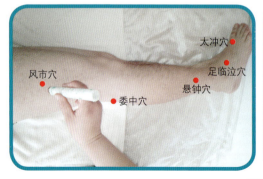

太冲穴
足临泣穴
风市穴
悬钟穴
委中穴

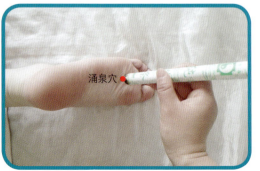

涌泉穴

图36

40. 坐骨神经痛

【症状】

疼痛在腰部、臀部并向股后、小腿后外侧、足外侧放射；疼痛呈持续性钝痛并有发作性加剧，向下窜行，发作性疼痛可为烧灼样和刀刺样，常在夜间加剧；弯腰或活动下肢、咳嗽、排便时疼痛加重，休息可减轻；坐骨神经径路上有压痛；有神经根牵拉痛，直腿抬高试验阳性；踝反射减低或消失，可有神经根型的感觉障碍，跨趾背屈力差等。

【自我诊断】

坐骨神经痛是由坐骨神经的腰骶神经根至神经干通路上的各种病变引起的沿坐骨神经放射的一种疼痛症状，并非独立的疾病。坐骨神经有2条，身体两侧各1条，是周围神经中最长的神经，从臀部一直延伸到脚，疼痛可以发生在这条神经的任何部位上。坐骨神经疼痛可以放至一侧或双侧臀部，大腿后侧，是由于坐骨神经根受压迫所致。疼痛可呈钝痛、刺痛、灼热痛。疼痛是可以间断的，也可以是持续的。咳嗽、弯腰、用力后疼痛可加重。

【施灸部位】

阿是穴、环跳穴、秩边穴、委中穴、足三里穴用艾条灸5～15分钟，艾盒灸15～30分钟，每日1次，10次为1个疗程；阴陵泉穴、阴谷穴、三阴交穴用艾条灸10～15分钟，艾盒灸15～30分钟（图37）。

【老中医的话】

中医学认为，此病症属"痹证"范畴。多因风寒、湿邪侵入腰部而致。风寒湿邪侵袭机体、客于经络，阻滞气血运行；气血痹阻、经络瘀滞；脏腑经络失养、肝肾亏虚导致此病症形成。

【温馨提示】

◎坐骨神经痛有原发生性和继发性之分。原发性的起病突然，沿坐骨神经通路呈放射性疼痛和有明显的压痛点；继发性的多有原发病引起，应该积极治疗原发病。如腰椎间盘突出、腰骶骨质增生等。

◎治疗期间要静卧休息，注意腰部保暖。注意避免风寒的侵袭，尤其是冬季，应该注意做好必要的保暖。因为风寒湿邪能够使气血受阻，经络不通，既是引起坐骨神经痛的重要因素，又是导致坐骨神经痛病情加重的主要原因。

◎劳逸结合也是预防坐骨神经痛的一项关键措施，注意不要过度的劳累以免增加腰部的负担，发生意外情况。休息的时候做一些适宜的运动，缓解一下局部的酸痛。

◎治疗坐骨神经痛，可用双孔、四孔或六孔艾灸盒进行施灸，或艾条温和灸法，每次取3~5穴，艾条温灸各穴10~15分钟，或艾盒灸各穴15~30分钟，以局部皮肤红润为度，每日1次，10次为1个疗程，间隔2~3天再开始下一疗程。长期坚持艾灸治疗，一定要灸好、灸透，才会有较好的疗效。

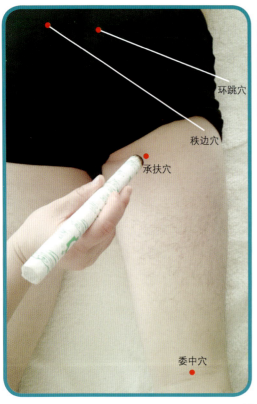
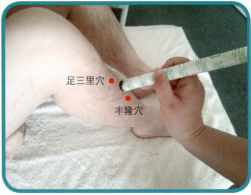
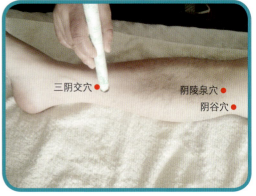

图37

41. 头痛、偏头痛

【症状】

头痛是一种常见的自觉症状，引起的原因非常复杂。头部或五官疾病可致头痛，头部以外或全身性疾病也会导致头痛。偏头痛是一种发作性颅部血管舒缩功能障碍引起的病症。

【自我诊断】

急性头痛多为外感，慢性头痛多为内伤。随经络不同病邪导致的头痛又分为前额痛、巅顶疼、后头痛、偏头痛。

【施灸部位】

大椎穴、肩井穴、足三里穴用艾条灸5～15分钟，艾盒灸15～30分钟，每日1次，10次为1个疗程；率谷穴、风池穴用艾条灸5～10分钟，艾盒灸10～15分钟（图38）。

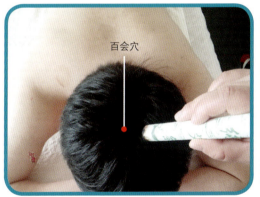
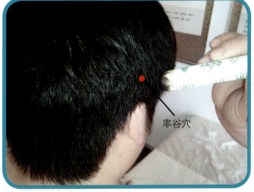
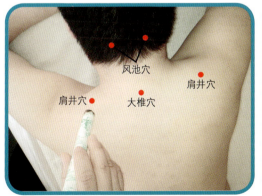
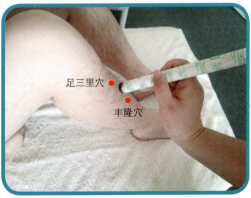

图38

【老中医的话】

头痛指颅内外痛觉敏感组织受到刺激而引起的头颅上半部分的疼痛，头痛是临床上常见的一个症状，多发生于多种急慢性疾病，其病因病机极为复杂。头痛可由多种原因引起，中医学认为是由外感六淫、肝阳上亢、痰湿内阻和体质虚弱等原因导致。

偏头痛属于中医"偏头风""头角痛"等范畴，为外感或内伤等病因，致使肝、脾、肾等脏腑功能失调，痰浊瘀血、痹阻经脉、气血壅不行，而发本病。

【温馨提示】

◎头痛患者尽量不要食用巧克力、酒精饮料、柠檬汁、奶酪、红酒、熏鱼等容易诱发头痛的食物。饮食要有节制，勿食过量咖啡、冰淇淋，勿饮酒过多。应多吃些含镁丰富的新鲜蔬菜、水果，如雪里蕻、紫菜、桂圆、核桃、花生、豆类等。

◎尽量避免过度劳累和忧虑、焦虑等情绪，保证良好的睡眠。

◎颅内占位性病变和颅外伤所致的头痛，不宜用艾灸疗法。若多次艾灸治疗无效或症状加重，应考虑其他致病因素，需及时就医不可贻误病情。

◎治疗头痛、偏头痛，可用双孔、四孔或六孔艾灸盒进行施灸，或艾条温和灸法，每次取3～5穴，艾条温灸各穴10～15分钟，或艾盒灸各穴15～30分钟，以局部皮肤红润为度，每日1次，10次为1个疗程，间隔2～3天再开始下一疗程。长期坚持艾灸治疗，一定要灸好、灸透，才会有较好的疗效。

42. 贫血、再生障碍性贫血

【症状】

贫血是指血液循环中的红细胞数或白细胞数的量低于正常。再生障碍性贫血是骨髓造血功能衰竭所导致的一种全血减少综合征。此病在小儿时期比较多见，主要症状为贫血、出血和反复感染；全血红细胞同时减少，无肝脾或淋巴结肿大。临床表现为单位容积内红细胞与血红蛋白均低于正常水平，身乏体倦、头晕眼花、耳鸣、心悸、失眠、四肢麻木、月经紊乱、闭经，严重者出现晕厥。

【自我诊断】

贫血患者的皮肤苍白，常有面色无华、神疲乏力、胸闷心悸、食欲不振、月经不调等症状。再生障碍性贫血的病因不是太明了，已知因素是骨髓功能干细胞及微环境受损而产生一系列功能与形态变化，进一步导致全血细胞减少；物理、化学、生物因素或免疫因素对此病的发生发展也有一定的作用。

【施灸部位】

大椎穴、脾俞穴、胆俞穴、中脘穴、足三里穴用艾条灸5～15分钟，艾盒灸15～30分钟；肾俞穴、天枢穴、肝俞穴用艾条灸10～15分钟，艾盒灸15～30分钟；太溪穴施灸对改善贫血有很好的帮助，用艾条灸5～15分钟；心俞穴用艾炷灸5～7壮，艾条灸10～15分钟，艾盒灸15～20分钟；气海穴用艾炷灸5～7壮，艾条灸10～15分钟，艾盒灸15～30分钟；关元穴有强壮作用，为保健之要穴，故对贫血有效，用艾条灸5～15分钟，艾盒灸15～30分钟（图39）。

【老中医的话】

贫血属于中医的"虚劳""血虚""血证"的范畴。是由于心、脾、肾三脏先天不足或后天饮食不足，或久病体虚所致心、脾、肾三脏虚弱，功能失调所致。但脾胃虚寒、气血不足或营养不良是引起贫血的主要原因，因为脾胃为气血生化之源，脾胃虚弱，气血自然不足。

【温馨提示】

◎日常生活中注意饮食的调节，戒烟酒，多食含铁和维生素C、维生素B$_{12}$的食物。艾灸治疗的同时，也要积极配合中西医药物治疗。现代医学的缺铁性贫血、再生障碍性贫血、巨幼红细胞性贫血等可参照本病的治疗方法。

◎贫血这种慢性疾病的治疗应耐心施灸，坚持治疗，可获较好的疗效。施灸期间保持充足的睡眠，增强脾胃功能，脾胃运化功能正常，气血就充足，症状自然改善。

◎治疗贫血，可用双孔、四孔或六孔艾灸盒进行施灸，或艾条温和灸法，每次取3～5

穴，艾条温灸各穴10～15分钟，或艾盒灸各穴15～30分钟，以局部皮肤红润为度，每日1次，10次为1个疗程，间隔2～3天再开始下一疗程。长期坚持艾灸治疗，一定要灸好、灸透，才会有较好的疗效。

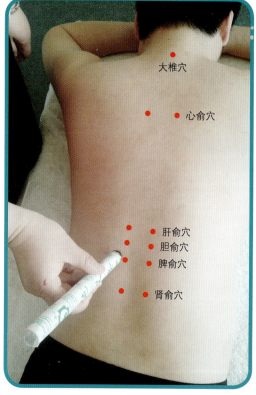

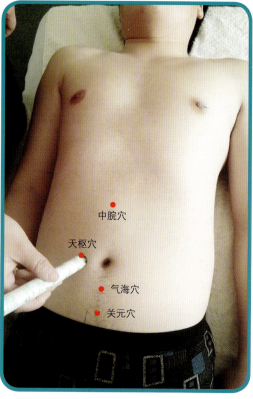

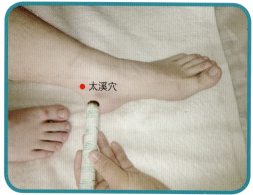

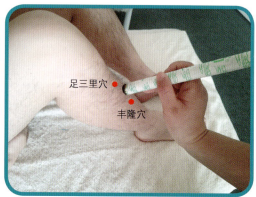

图39

43. 糖尿病

【症状】

糖尿病是人体代谢紊乱的疾病，因患者尿液甘甜，故称为糖尿病。以口渴多饮，善饥多食，尿频量多，消瘦无力，即"三多一少症状"为主要症状。

【自我诊断】

糖尿病是一种机体内胰岛素分泌相对或绝对不足，引起糖、脂肪及蛋白质代谢功能紊乱的内分泌系统疾病。早期可无症状，发展至症状期主要表现为"三多一少"即多饮、多尿、多食和体重减轻。糖尿病的主要特点是高血糖及糖尿。有些患者可由糖尿刺激引起外阴瘙痒；有些患者因微循环改变而致全身皮肤瘙痒。有些患者可出现乏力、多汗、心慌、手抖、饥饿等低血糖反应。严重者可出现神经衰弱、继发性急性感染、肺结核、高血压、肾及视网膜等微血管病变，最后出现酮症酸中毒、昏迷，甚至死亡。

【施灸部位】

中脘穴、关元穴、胰俞穴、足三里穴用艾条灸5～15分钟，艾盒灸15～30分钟；天枢穴、肾俞穴、阴陵泉穴用艾条灸10～15分钟，艾盒灸15～30分钟；脾俞穴用艾条灸5～15分钟，艾盒灸15～20分钟；神阙穴施灸对糖尿病效果良好，用艾条灸15～30分钟，艾盒灸30～40分钟；太溪穴施灸对改善糖尿病有很好的帮助，用艾条灸5～15分钟（图40）。

【老中医的话】

本病属于中医"消渴病"的范畴，按病情轻重分为上消（肺消）、中消（胃消）和下消（肾消）。多因饮食不节、情志失调、劳欲过度，导致火热炽盛，消耗肺胃阴津或阴虚火旺，上蒸肺胃，使肾虚、肺燥、胃热，而导致消渴。

【温馨提示】

◎糖尿病多由饮食不节，情志失调，劳欲过度，致使肺、脾、肾三脏阴虚燥热，热烁津液而发。患者应控制饮食中的糖量，保持精神愉快，适当锻炼，坚持治疗。日常生活要注意饮食，严格限制碳水化合物的摄入，多吃蔬菜、含蛋白质及脂肪丰富的食物。糖尿病患者抵抗力差，要严格消毒，以防交叉感染。

◎治疗糖尿病，既能调节胰岛素分泌功能，也可以调节中枢神经系统的控制功能，可以显著改善症状，增强体质，明显提高机体的免疫功能。可用双孔、四孔或六孔艾灸盒进行施灸，或艾条温和灸法，每次取3～5穴，艾条温灸各穴10～15分钟，或艾盒灸各穴15～30分钟，以局部皮肤红润为度，每日1次，10次为1个疗程，间隔2～3天再开始下一疗程。长期坚持艾灸治疗，一定要灸好、灸透，才会有较好的疗效。

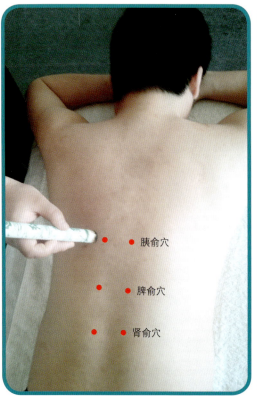

● 胰俞穴

● 脾俞穴

● 肾俞穴

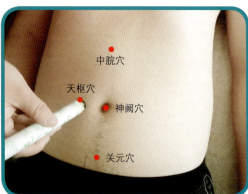

● 中脘穴

天枢穴 ● ● 神阙穴

● 关元穴

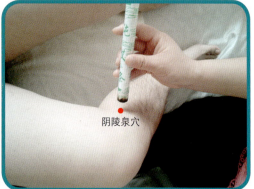

● 阴陵泉穴

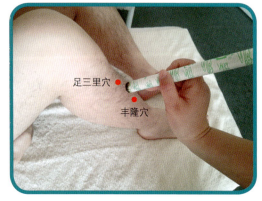

足三里穴 ●

● 丰隆穴

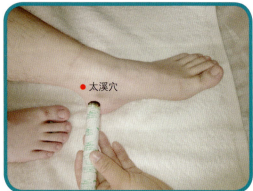

● 太溪穴

图40

44. 甲状腺功能亢进症

【症状】

甲状腺功能亢进症，简称甲亢。是多种病因引起的一种甲状腺激素分泌过多的内分泌系统疾病。甲亢的种类很多，临床以弥漫性甲状腺肿大和结节性甲状腺肿大最为常见。

【自我诊断】

甲亢主要表现为颈前两侧甲状腺部位有轻度或中度弥漫性肿大，并伴有烦躁易怒、咽干舌燥、心动过速、心悸失眠、面赤颧红、畏热多汗、低热、乏力、震颤、食欲亢进、体重减轻，部分患者出现手抖、突眼等症状，妇女则常伴经期紊乱。

【施灸部位】

阿是穴、大椎穴、肩井穴、天突穴用艾条灸5～15分钟，艾盒灸15～30分钟；人迎穴用艾条灸5～10分钟；足三里穴对调理甲亢有很好的帮助，用艾条灸5～15分钟，艾盒灸15～30分钟；风池穴、肺俞穴用艾条灸5～10分钟，艾盒灸10～15分钟；肾俞穴用艾条灸10～15分钟，艾盒灸15～30分钟；脾俞穴用艾条灸5～15分钟，艾盒灸15～20分钟；太冲穴用艾条灸5～15分钟（图41）。

【老中医的话】

本病属于中医"瘿病"的范畴。大多与情志失调、肝肾阴亏等有关。单纯性甲状腺肿及各种甲状腺病均可按此法灸治，以上穴位循环灸治。

【温馨提示】

◎保持心情舒畅，避免受精神刺激。多吃富含碘的食物，如海带、紫菜等。若出现烦躁、恶心、呕吐、高热等症状，应采取药物治疗。

◎治疗甲亢，可用双孔、四孔或六孔艾灸盒进行施灸，或艾条温和灸法，每次取3～5穴，艾条温灸各穴10～15分钟，或艾盒灸各穴15～30分钟，以局部皮肤红润为度，每日1次，10次为1个疗程，间隔2～3天再开始下一疗程。长期坚持艾灸治疗，一定要灸好、灸透，才会有较好的疗效。

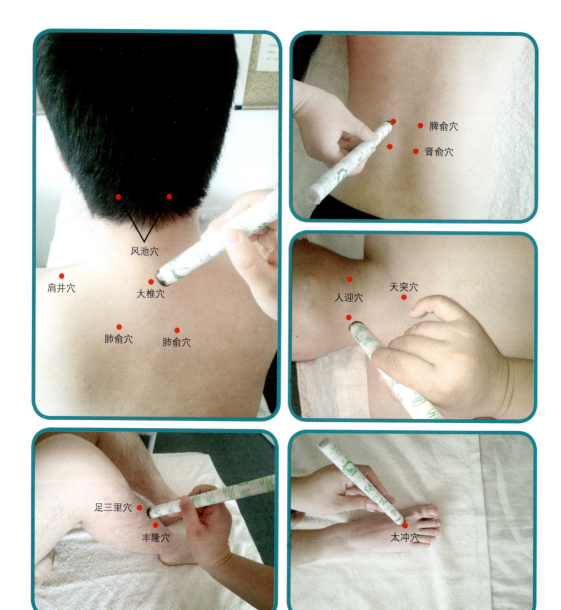

图41

45. 甲状腺功能减退症

【症状】

甲状腺功能减退症，简称甲减，若甲状腺功能减退始于胎儿期或新生儿期，称为克汀病；始于性发育前儿童期称为幼年型甲减；始于成人期称为成年型甲减。女性甲减较男性多见，且随年龄的增加，其患病率呈上升趋势。

【自我诊断】

甲状腺功能减退症是由于甲状腺合成和分泌甲状腺素不足而引起的疾病。临床表现为体温偏低、形寒肢冷、畏寒少汗、表情呆滞淡漠、反应迟钝、面色苍白或发黄、皮肤粗糙少光泽、智力减退、记忆力减退、水肿、头晕、嗜睡、纳差、腹胀等，部分患者有贫血、女性则月经紊乱，严重者出现危症如黏液性水肿昏迷等。

【施灸部位】

人迎穴用艾条灸5～10分钟；大椎穴、肩井穴、天突穴用艾条灸5～15分钟，艾盒灸15～30分钟；风池穴、肺俞穴用艾条灸5～10分钟，艾盒灸10～15分钟；足三里穴对此病的调理有很好的帮助，用艾条灸5～15分钟，艾盒灸15～30分钟；肾俞穴用艾条灸10～15分钟，艾盒灸15～30分钟；脾俞穴用艾条灸5～15分钟，艾盒灸15～20分钟（图42）。

【老中医的话】

本病属于中医"虚劳""水肿""五迟"等病的范畴。多因先天不足或后天失养，以致脾肾阳虚。所以中医认为，甲减的关键为脾肾阳虚，但在病理发展过程中脾肾之间的阳气虚弱有所侧重。因脾主运化，肾主蒸化，脾肾双亏，水湿壅盛，游溢于肌肤则见水肿；若水饮之邪上犯于心，心阳亦虚则见胸闷憋气、心悸气短、脉结代等症，阳气虚弱，无力鼓动血脉，血行瘀滞，则见血瘀现象，如肌肤甲错、肢麻或肢体疼痛，舌质紫暗或有瘀斑、口唇青紫、脉涩滞或结代等。病程日久或失治误诊，肾阳虚极，阳气欲脱，可见畏寒、四肢厥冷、神昏、呼吸低微、脉微欲绝等危重症候。

【温馨提示】

◎保持心情舒畅，避免受精神刺激。补充维生素可帮助产生甲状腺素，比如维生素C、维生素E、维生素B_6等。还需要补碘，除了从碘盐中摄取，甲减患者还可从碘酱油和加碘面包以及含碘丰富的海带、紫菜中摄取。饮食中避免食用卷心菜、花生、萝卜、豆角等，这些食物会干扰甲状腺素的生产。加强必要的体育锻炼，对甲减患者有帮助。

◎治疗甲减，可用双孔、四孔或六孔艾灸盒进行施灸，或艾条温和灸法，每次取3～5穴，艾条温灸各穴10～15分钟，或艾盒灸各穴15～30分钟，以局部皮肤红润为度，每日1次，10次为1个疗程，间隔2～3天再开始下一疗程。长期坚持艾灸治疗，一定要灸好、灸透，才会有较好的疗效。

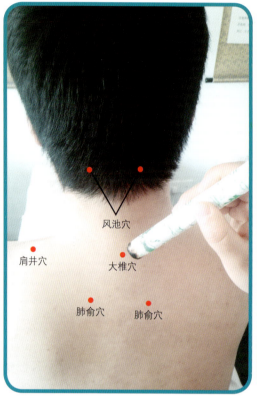

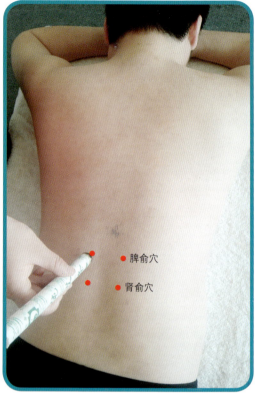

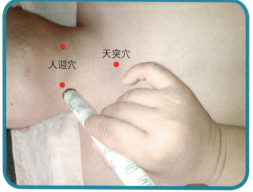

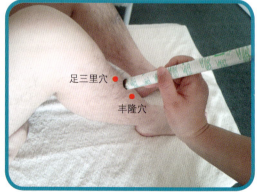

图42

46. 肥胖症

【症状】

肥胖按程度分为轻、中、重三度。轻度一般无自觉症状。中度常有心悸、呼吸短促、腹胀、易疲劳、畏热多汗，甚至下肢水肿等症状。重度会出现胸闷、气促、嗜睡，严重者可能出现心肺功能衰竭，诱发动脉硬化、冠心病、痛风、胆石症、高血压、脂肪肝等病。

【自我诊断】

肥胖症是指人体脂肪沉积过多，超出标准体重的20%。人体的身高和体重之间有一定的比例。正常成人身高与体重的关系为：体重（千克）＝身高（厘米）－105（女性100）。如果脂肪增多，体重增加，超过标准体重20%以上时，就被称为肥胖症。女性多见，年龄多在40～50岁。

【施灸部位】

足三里穴、中脘穴、关元穴、胰俞穴用艾条灸5～15分钟，艾盒灸15～30分钟；肺俞穴用艾条灸5～10分钟，艾盒灸10～15分钟；肾俞穴、天枢穴、阴陵泉穴、三阴交穴、大肠俞穴、三焦俞穴用艾条灸10～15分钟，艾盒灸15～30分钟；脾俞穴用艾条灸5～15分钟，艾盒灸15～20分钟；神阙穴用艾条灸15～30分钟，艾盒灸30～40分钟；气海穴、支沟穴用艾炷灸5～7壮，艾条灸10～15分钟，艾盒灸15～30分钟；丰隆穴刺血拔罐后再灸，先用三棱针点刺放血，刺后拔罐，以吸拔出血各5～10毫升为宜，隔日1次，10次为1个疗程，艾条灸5～15分钟（图43）。

【老中医的话】

中医学认为，此病症多是因脾肾阳虚、痰湿不化而致。是由于日常素食肥甘厚味、油腻之品，导致营养过剩，损伤脾胃，而致脾肾阳虚、脾胃虚弱，从而导致新陈代谢功能紊乱、脏腑阴阳失衡，致使脂肪在体内沉积过多，日积月累，引发肥胖症。一般分为饮食不节、脾胃积热和脾胃虚弱、痰湿内阻4型。

【温馨提示】

◎减肥的关键还是在于调理脾胃功能，脾胃运化功能正常，人体的新陈代谢才能恢复正常。合理膳食，节制饮食，饮食上尽量清淡，少食油腻味重的食物及甜食、零食，忌吃夜宵。减少脂肪和碳水化合物的摄入，多吃水果和蔬菜及粗纤维食物。坚持适宜的锻炼，来加快体内脂肪的代谢。

◎艾灸对于治疗肥胖症效果显著，可根据体重变化调整疗程数，需长期坚持施灸。可用双孔、四孔或六孔艾灸盒进行施灸，或艾条温和灸法，每次取3～5穴，艾条温灸各穴10～15分钟，或艾盒灸各穴15～30分钟，以局部皮肤红润为度，每日1次，10次为1个疗程，间隔2～3天再开始下一疗程。长期坚持艾灸治疗，一定要灸好、灸透，才会有较好的疗效。

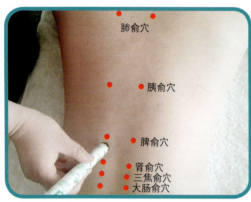

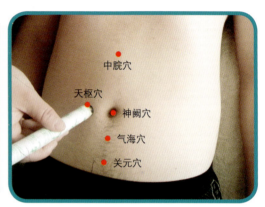

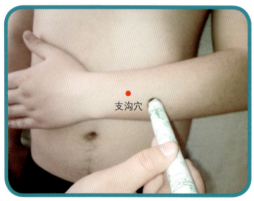

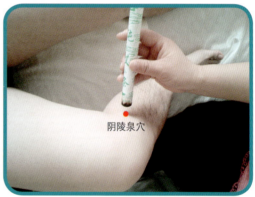

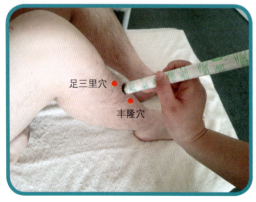

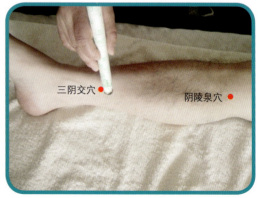

图43

47. 阳痿

【症状】

阳痿是指成年男性阴茎不能勃起或勃起不坚，不能进行正常性生活的一种男性疾病。

【自我诊断】

阴茎不举，或临房不久即早泄，或见色流精，随即萎缩，以致影响正常性生活之病症。伴有腰酸腿软、头昏目眩、精神萎靡等症状。

【施灸部位】

肾俞穴用艾条灸10～15分钟，艾盒灸15～30分钟；命门穴施灸，可以益肾壮阳，艾条灸10～15分钟，艾盒灸15～30分钟；神阙穴、八髎穴用艾条灸5～15分钟，艾盒灸20～30分钟；气海穴用艾炷灸5～7壮，艾条灸10～15分钟，艾盒灸15～30分钟；关元穴用艾条灸5～15分钟，艾盒灸15～30分钟（图44）。

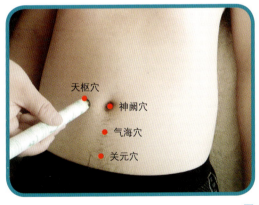
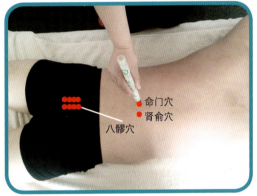

图44

【老中医的话】

中医学认为，本病多因纵欲过度，肾气亏虚；或思虑伤脾，惊恐伤肾，引起脾肾气虚，或湿热下注而引起。大多数患者由精神、心理、神经功能、不良嗜好、慢性疾病等因素导致发病，如手淫、房事过度、生殖腺功能不全、神经衰弱、糖尿病等。少数患者由器质性病变引起，如生殖器畸形、睾丸病症等。

【温馨提示】

◎阳痿患者尽量解除不良的精神和心理上的压力，树立战胜疾病的信心。戒除烟酒、手淫。杜绝纵欲，劳逸结合。合理的膳食，营养均衡一些，积极参加体育锻炼，增强体质。学习有关的性知识，增强性技巧。积极治疗可能引发本病的其他疾病。

◎阳痿多由房事过度，青年误犯手淫或劳神思虑，暗伤精血，以致精气虚弱，命门火衰所致。此病以施用灸法最佳。施灸期间禁止房事，并戒除不良习惯，加强体质锻炼。可用双孔、四孔或六孔艾灸盒进行施灸，或艾条温和灸法，每次取3～5穴，艾条温灸各穴10～15分钟，或艾盒灸各穴15～30分钟，以局部皮肤红润为度，每日1次，10次为1个疗程，间隔2～3天再开始下一疗程。长期坚持艾灸治疗，一定要灸好、灸透，才会有较好的疗效。

48. 早泄

【症状】

早泄是指在性生活过程中过早的射精，是男性性功能障碍的一种情况。

【自我诊断】

临床表现为阴茎能勃起，尚未进入女方阴道就发生射精；或已进入阴道，但时间不到1～2分钟就射精。

【施灸部位】

肾俞穴用艾条灸10～15分钟，艾盒灸15～30分钟；命门穴施灸，可以益肾壮阳，艾条灸10～15分钟，艾盒灸15～30分钟；神阙穴、八髎穴用艾条灸5～15分钟，艾盒灸20～30分钟；气海穴用艾炷灸5～7壮，艾条灸10～15分钟，艾盒灸15～30分钟；关元穴用艾条灸5～15分钟，艾盒灸15～30分钟（同图44）。

【老中医的话】

中医学认为，本病多因纵欲过度，肾气亏虚；或思虑伤脾，惊恐伤肾，引起脾肾气虚，或湿热下注而引起。大多数患者由精神、心理、神经功能、不良嗜好、慢性疾病等因素导致发病，如手淫、房事过度、生殖腺功能不全、神经衰弱、糖尿病等。少数患者由器质性病变引起，如生殖器畸形、睾丸病症等。

【温馨提示】

◎有的学者认为，只要双方有性满足感，就不算早泄，不能以性生活的长短作为标准。早泄影响性生活质量，严重者还会影响生育；影响夫妻关系，发生感情危机。精神因素是引发早泄的主要原因，性生活时精神越紧张，越害怕，越容易早泄。过度的手淫，房事不节，纵欲过度；夫妻不和谐，关系紧张等也可以导致早泄。

◎早泄患者应尽量解除不良的精神和心理上的压力，树立战胜疾病的信心。戒除烟酒、手淫。杜绝纵欲，劳逸结合。合理的膳食，营养均衡一些，积极参加体育锻炼，增强体质。学习有关的性知识，增强性技巧。积极治疗可能引发本病的其他疾病。

◎早泄以施用灸法最佳。灸治期间禁止房事，并戒除不良习惯，加强体质锻炼。可用双孔、四孔或六孔艾灸盒进行施灸，或艾条温和灸法，每次取3～5穴，艾条温灸各穴10～15分钟，或艾盒灸各穴15～30分钟，以局部皮肤红润为度，每日1次，10次为1个疗程，间隔2～3天再开始下一疗程。长期坚持艾灸治疗，一定要灸好、灸透，才会有较好的疗效。

49. 遗精

【症状】

遗精是指无性交而精液自行外泄的一种男性疾病。未婚男青年中80%～90%的人有遗精现象，已婚男性长期不过性生活，也有遗精现象，均属于生理现象，中医称"精满则溢"不属病态。如果遗精次数增加，每周2次以上，甚至1夜遗精数次，并伴有精神萎靡、腰酸腿软、心慌、胸闷等症状，则属于病理性遗精。

【自我诊断】

在睡眠中有梦而遗，有5天1次，也有3～4天1次，头昏、眩晕、全身疲乏、腰部酸痛，为遗梦；无梦而泻或动念即遗，不拘昼夜，四肢无力，记忆减退，为滑精。

【施灸部位】

肾俞穴用艾条灸10～15分钟，艾盒灸15～30分钟；命门穴施灸，可以益肾壮阳，艾条灸10～15分钟，艾盒灸15～30分钟；神阙穴、八髎穴用艾条灸5～15分钟，艾盒灸20～30分钟；气海穴用艾炷灸5～7壮，艾条灸10～15分钟，艾盒灸15～30分钟；关元穴用艾条灸5～15分钟，艾盒灸15～30分钟（同图44）。

【老中医的话】

中医学认为，本病是由于阴虚火旺、肾虚不藏精、湿热下注等因素导致。分为梦遗或滑精2种。有梦而遗精称之为梦遗；无梦而遗精，称之为滑精。

【温馨提示】

◎梦遗患者，多由相火过旺，而阴精走泄或烦劳过度，心肾不交或心阳暗炽，肾阴内烁而导致；若无梦而遗者，则因肾关不固，精窍脱滑，比有梦遗者更严重。现代医学认为，遗精多为性器官及神经功能失调所致。对本病的治疗，需有恒心，并清心寡欲，戒除一切不良习惯。

◎遗精多由房事过度，青年误犯手淫，或劳神思虑，暗伤精血，以致精气虚弱，命门火衰所致。此病以施用灸法最佳。灸治期间禁止房事，可用双孔、四孔或六孔艾灸盒进行施灸，或艾条温和灸法，每次取3～5穴，艾条温灸各穴10～15分钟，或艾盒灸各穴15～30分钟，以局部皮肤红润为度，每日1次，10次为1个疗程，间隔2～3天再开始下一疗程。长期坚持艾灸治疗，一定要灸好、灸透，才会有较好的疗效。

50. 前列腺炎

【症状】

前列腺炎是男性泌尿系统和生殖系统常见病之一，分为急性前列腺炎和慢性前列腺炎2种。

【自我诊断】

急性前列腺炎多有类似尿路感染的症状，表现为尿频、尿急、尿痛、腰部酸痛、会阴部坠胀疼痛等症状；慢性前列腺炎多表现为尿吃力、尿等待、尿淋漓不尽、尿路分叉、尿线变细、尿路末端经常会出现白色或黄色的分泌物，夜尿增多，经常感觉腰骶部、会阴部坠胀隐痛，也会导致阳痿、早泄、性欲低下等性功能障碍。慢性前列腺炎患者占男科门诊患者的50%~80%。

【施灸部位】

肾俞穴、命门穴、中极穴、三阴交穴、阴谷穴、阴陵泉穴用艾条灸10~15分钟，艾盒灸15~30分钟；神阙穴、八髎穴用艾条灸5~15分钟，艾盒灸20~30分钟；气海穴用艾炷灸5~7壮，艾条灸10~15分钟，艾盒灸15~30分钟；关元穴用艾条灸5~15分钟，艾盒灸15~30分钟（图45）。

【老中医的话】

中医学认为，本病属"淋浊""癃闭"范畴。大多数因房事不节，手淫过度或脾肾双虚、湿热下注、败精瘀滞而发病。

【温馨提示】

◎注意个人卫生、防止尿路感染。调整膳食结构，忌食辛辣刺激性食物；艾灸疗法对治疗前列腺炎有很好的疗效，但必须坚持施灸。灸后嘱注意休息，以养气血；避免过度劳累，节房事，戒烟酒、手淫等不良行为。

◎艾灸对前列腺炎有较好的疗效，而目前药物对此病尚无特效疗法。所以，艾灸疗法对治疗前列腺炎更有实用价值。可用双孔、四孔或六孔艾灸盒进行施灸，或艾条温和灸法，每次取3~5穴，艾条温灸各穴10~15分钟，或艾盒灸各穴15~30分钟，以局部皮肤红润为度，每日1次，10次为1个疗程，间隔2~3天再开始下一疗程。长期坚持艾灸治疗，一定要灸好、灸透，才会有较好的疗效。

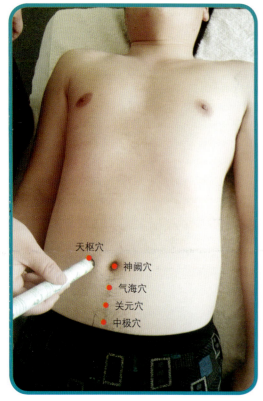

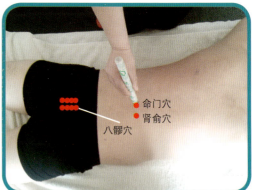

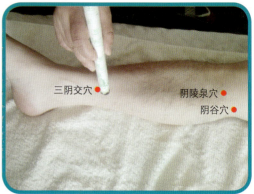

图45

51. 男子不育症

【症状】

男子不育症临床大致分为2种，一种为绝对不孕，占不育总数的10%；一种是相对不育，占不育总数的90%。

【自我诊断】

男子不育症是指夫妇婚后同居2年以上，未采取避孕措施而未受孕，其原因属于男方者，亦称男性生育力低下。造成不育的原因是多种多样，概括为先天发育异常，后天病理性改变两大类。

【施灸部位】

肾俞穴、命门穴、中极穴、三阴交穴、阴陵泉穴、肝俞穴、阴廉穴用艾条灸10～15分钟，艾盒灸15～30分钟；神阙穴、八髎穴用艾条灸5～15分钟，艾盒灸20～30分钟；气海穴用艾炷灸5～7壮，艾条灸10～15分钟，艾盒灸15～30分钟；关元穴、足三里穴用艾条灸5～15分钟，艾盒灸15～30分钟；太溪穴施灸对治疗不育有很好的帮助，用艾条灸5～15分钟（图46）。

【老中医的话】

中医学认为，后天不育症主要是由于房劳过度或病久伤阴而致肾气不足；情志不舒，肝郁气滞，疏泄无权；过食肥甘滋腻，痰湿内生，湿热下注或气血两虚而致。结婚后经年不育。肝气郁结症见情志忧郁，胸胁胀痛。阳痿不举或举而不坚，或性交精液不能射出；或胸闷烦躁，见色动情，阳事易举，交媾不射精。肾虚症见腰酸膝软，早泄阳痿，性欲减退，有时遗精，或兼有夜尿多，形寒肢冷。湿热下注见头晕身肿，少腹急满，小便短赤，阳事不举。

【温馨提示】

◎注意个人卫生、防止尿路感染。调整膳食结构，忌食辛辣刺激性食物；必须坚持施灸。灸后嘱注意休息，以养气血；避免过度劳累，节房事，戒烟酒、手淫等不良行为。

◎灸法治疗不育症效果较好，治疗前应查清引起不育症的原因，根据不同病因给予治疗。如再结合中药辅助治疗，疗效更理想。可用双孔、四孔或六孔艾灸盒进行施灸，或用艾条温和灸法，每次取3～5穴，艾条温灸各穴10～15分钟，或艾盒灸各穴15～30分钟，以局部皮肤红润为度，每日1次，10次为1个疗程，间隔2～3天再开始下一疗程。长期坚持艾灸治疗，一定要灸好、灸透，才会有较好的疗效。

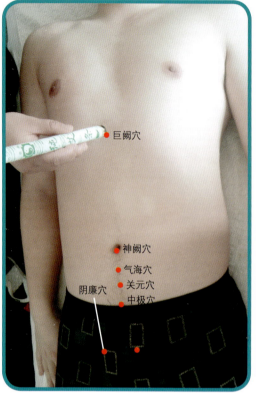

巨阙穴

神阙穴
气海穴
阴廉穴
关元穴
中极穴

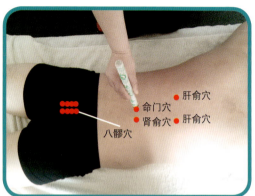

肝俞穴
命门穴
肾俞穴
肝俞穴
八髎穴

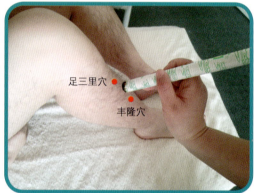

足三里穴
丰隆穴

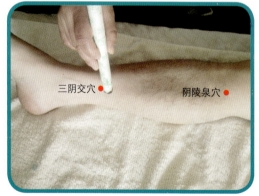

三阴交穴
阴陵泉穴

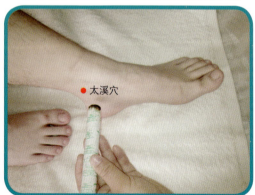

太溪穴

图46

52. 尿路感染

【症状】

尿路感染是指尿路受到细菌的侵犯而引起的炎症。根据微生物的不同，又分为细菌性感染和真菌性感染等。一般情况下，任何细菌侵入尿路都可以引起感染，但临床上以大肠埃希菌最为多见。根据感染的部位及临床症状的轻重又分为下尿路感染（急性膀胱炎）和上尿路感染（急性肾盂肾炎）。但绝大多数尿路感染均由细菌上行感染引起的。上行感染就是自下而上的感染，细菌从尿道上行进入膀胱，引起膀胱炎，然后再沿输尿管蔓延至肾脏，引起肾盂肾炎等。

【自我诊断】

尿路感染的临床表现为尿频、尿急、尿痛、腰酸腰痛等，有时伴有发热及全身不适，腰骶部、会阴部出现坠胀等症状。

【施灸部位】

肾俞穴、命门穴、中极穴用艾条灸10～15分钟，艾盒灸15～30分钟；神阙穴、八髎穴、膀胱俞穴用艾条灸5～15分钟，艾盒灸20～30分钟；气海穴用艾炷灸5～7壮，艾条灸10～15分钟，艾盒灸15～30分钟；关元穴用艾条灸5～15分钟，艾盒灸15～30分钟（图47）。

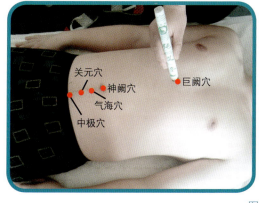
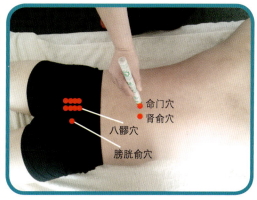

图47

【老中医的话】

中医学认为，本病属于"淋证"范畴。多由湿热之邪蕴热于下焦，使膀胱功能失常而引发。感受外邪，湿热蕴于下焦、膀胱气化失常为发病的主要原因。病变部位在肾与膀胱，病程早期为实证，疾病日久不愈，肾阴或肾阳亏虚，则可出现虚实夹杂或肾精衰败之虚损之证。

【温馨提示】

◎尿路感染是致病细菌在尿路繁殖，引起下尿道、膀胱、输尿管、肾盂和肾实质感染所致的疾病，其发病率仅次于上呼吸道感染。致病菌侵入途径主要为上行性感染、血源性感染及淋巴管感染，临床上以膀胱炎和肾盂肾炎为多见，女性发病率较高。

◎艾灸疗法对改善和控制本病有一定的疗效，但也要配合药物治疗。日常生活要注意外阴卫生，勤换内衣，治疗期间要节制房事。饮食宜清淡，忌食辛辣刺激之品。多饮水有助于疾病的康复。

◎艾灸疗法适用于慢性尿路感染，可用双孔、四孔或六孔艾灸盒进行施灸，或艾条温和灸法，每次取3～5穴，艾条温灸各穴10～15分钟，或艾盒灸各穴15～30分钟，以局部皮肤红润为度，每日1次，10次为1个疗程，间隔2～3天再开始下一疗程。长期坚持艾灸治疗，一定要灸好、灸透，才会有较好的疗效。

53. 慢性肾小球肾炎

【症状】

慢性肾小球肾炎是指由多种病因引起的双侧肾脏的肾小球弥漫性损害为主的病变。15%～20%的慢性肾小球肾炎是由急性肾小球肾炎直接迁延转变而成的。慢性肾小球肾炎的起病隐匿，病程长，病情进展多缓慢。

【自我诊断】

临床表现为初起头面、眼睑水肿，继而水肿遍及四肢、全身，并伴有血尿、贫血、蛋白尿、高血压、大小便不利等症状，数年后可发展成尿毒症。慢性肾炎大多以腰部以下水肿明显。

【施灸部位】

肾俞穴、命门穴、中极穴、三阴交穴、阴谷穴、阴陵泉穴用艾条灸10～15分钟，艾盒灸15～30分钟；神阙穴、八髎穴、膀胱俞穴用艾条灸5～15分钟，艾盒灸20～30分钟；气海穴用艾炷灸5～7壮，艾条灸10～15分钟，艾盒灸15～30分钟；关元穴用艾条灸5～15分钟，艾盒灸15～30分钟；太溪穴用艾条灸5～15分钟（图48）。

【老中医的话】

中医学认为，肾炎属"水肿""虚劳"范畴。主要是与肺、脾、肾三脏及三焦对水液代谢功能的失调有关。因为慢性肾炎在急性发作时，由于风邪外袭，肺的治节、肃降失司，可以出现面部水肿或加重原来脾、肾两虚所引起的水肿；脾虚不能运化则水湿贮留也可以发生水肿；肾虚不能化气，亦可因水湿贮留而发生水肿。三焦为水液运行的道路，三焦气化的正常与否，直接与肺、脾、肾三脏的功能有关，另外，肝主疏泄，肝气失于条达，亦可使三焦气机阻塞，决渎无权，而至水湿内停，因此间接也与肝的功能有关。

【温馨提示】

◎慢性肾炎要注意饮食调节，对水肿患者，要强调低盐食品。采用艾灸疗法治疗本病，要有持之以恒的精神。

◎避免受冷、受湿、过度疲劳，以免诱发慢性肾炎的发生。预防感染，以免肾炎病情恶化。除非病情严重，一般可以适当活动，以免体力减弱，抵抗力减退。避免使用对肾脏有毒害作用的药物。恢复期要预防病情反复，防止外感。

◎治疗慢性肾小球肾炎，可用双孔、四孔或六孔艾灸盒进行施灸，或艾条温和灸法，每次取3～5穴，艾条温灸各穴10～15分钟，或艾盒灸各穴15～30分钟，以局部皮肤红润为度，每日1次，10次为1个疗程，间隔2～3天再开始下一疗程。长期坚持艾灸治疗，一定要灸好、灸透，才会有较好的疗效。

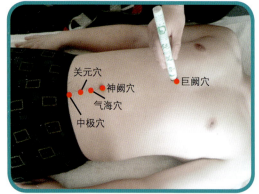

关元穴
神阙穴
气海穴
巨阙穴
中极穴

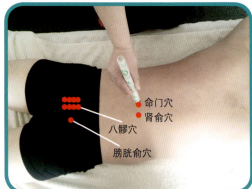

命门穴
肾俞穴
八髎穴
膀胱俞穴

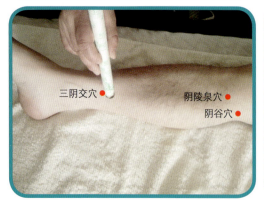

三阴交穴
阴陵泉穴
阴谷穴

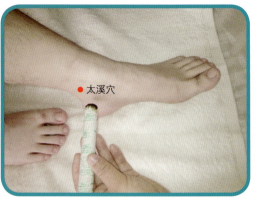

太溪穴

图48

54. 淋证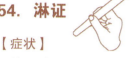

【症状】

现代医学认为，淋证涉及急慢性尿路感染、结石、结核、急慢性前列腺炎及乳糜尿等。

【自我诊断】

淋证是以小便频数、淋漓短涩、欲出未尽、尿道刺痛、小腹拘急、痛及腰腹为特征。中医学将淋证分为5种类型，即石淋、气淋、血淋、膏淋、劳淋，故又称"五淋"。临床表现为血淋者，小便热涩刺痛，有不同程度的血尿或尿中夹有紫暗色血块；石淋者，尿中有砂石，小便艰涩，或尿来中断，尿道刺痛难忍，甚至尿中带血，尿出砂石而痛止；气淋者，少腹满痛或坠胀，小便涩滞，尿后余淋不尽；膏淋者，尿如脂膏或米泔水；劳淋者，久淋，遇劳累、房劳即发或加重。

【施灸部位】

肾俞穴、三阴交穴、阴陵泉穴、阴谷穴、三焦俞穴用艾条灸10～15分钟，艾盒灸15～30分钟；脾俞穴、膀胱俞穴、八髎穴用艾条灸5～15分钟，艾盒灸20～30分钟；命门穴、足三里穴用艾条灸5～15分钟，艾盒灸15～30分钟；太溪穴施灸对治疗不育有很好的帮助，用艾条灸5～15分钟（图49）。

【老中医的话】

中医学认为，淋证的主要病因为外感湿热、饮食不节、情志失调、先天不足或劳伤久病等。

【温馨提示】

◎艾灸疗法对此病症有一定的治疗作用。若采用此法治疗不明显时，应及时就医治疗。日常生活应注意劳逸结合，适当地进行体育锻炼及采用合理的膳食。饮食尽量清淡，忌食酸辣等刺激性及煎炸食物。保持心情轻松愉悦，视身体情况多参加体育活动，增强体质。

◎施灸期间应多饮水，还要保持充足的睡眠，保持个人卫生清洁，避免泌尿系统感染而加重病情。可用双孔、四孔或六孔艾灸盒进行施灸，或艾条温和灸法，每次取3～5穴，艾条温灸各穴10～15分钟，或艾盒灸各穴15～30分钟，以局部皮肤红润为度，每日1次，10次为1个疗程，间隔2～3天再开始下一疗程。长期坚持艾灸治疗，一定要灸好、灸透，才会有较好的疗效。

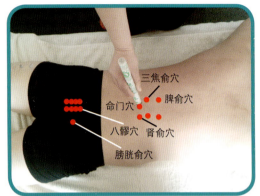
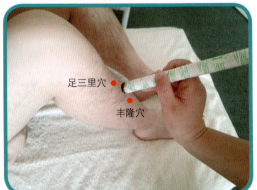
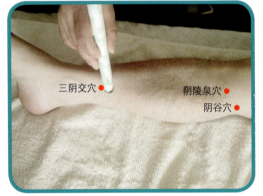
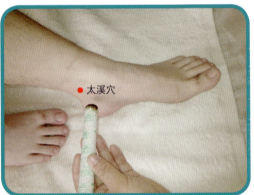

图49

55. 颈椎病

【症状】

颈椎病又称颈椎综合征，是由于颈部长期劳损，颈椎及其周围软组织发生病理改变或骨质增生等，导致颈部神经根、颈部脊髓、椎动脉及交感神经受到压迫或刺激而引起的一组复杂的综合征。

【自我诊断】

颈椎病的临床发病缓慢，初起颈肩部疼痛不适、颈项强直；神经根受压时，出现颈肩痛；第5颈椎以下受压时，出现颈僵，活动受限，一侧或两侧颈、肩、臂出现放射性疼痛，伴有手指麻木、肢冷、上肢沉坠、抬手无力；若椎动脉受到压迫时，常有眩晕、头痛、头昏、耳鸣等症状，多在头部转动时诱发或加重；若脊髓受到压迫时，常有四肢麻木、酸软无力、颈部发颤、肩臂发抖、活动不方便，甚则大小便失禁、瘫痪等。若交感神经受到压迫，则会出现头痛、头晕、偏头痛、胸闷、心慌、四肢发凉，有时会出现视觉、听觉异常。

【施灸部位】

阿是穴用艾条灸5～15分钟，艾盒灸15～30分钟；大椎穴、风池穴、肩井穴、大杼穴用艾条灸15～20分钟，艾盒灸20～30分钟（图50）。

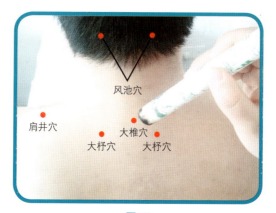

图50

【老中医的话】

中医学认为，本病属"痹证""骨痹""骨痛""颈肩痛"范畴。多因肝肾亏损，气血不足，身体虚弱，风寒湿邪乘虚侵入，致使经络瘀滞、经脉痹阻而引发此病。

【温馨提示】

◎经常做颈肩部活动，注意颈肩部的保暖。治疗过程中，应加强颈肩部的功能锻炼。避免长时间紧张劳累，注意防寒，多进行局部功能性锻炼，积极配合治疗。

◎治疗颈椎病，可用双孔、四孔或六孔艾灸盒进行施灸，或艾条温和灸法，每次取3~5穴，艾条温灸各穴10~15分钟，或艾盒灸各穴15~30分钟，以局部皮肤红润为度，每日1次，10次为1个疗程，间隔2~3天再开始下一疗程。长期坚持艾灸治疗，一定要灸好、灸透，才会有较好的疗效。

56. 落枕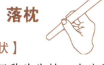

【症状】

落枕又称为失枕。本病是由于睡眠时姿势不正或当风漏肩，导致醒后感到颈项强痛，活动受限，故称为落枕。无论男女老幼皆可发生，是临床常见病症。

【自我诊断】

无外伤病史，睡醒后突然感到颈项僵硬，颈部一侧肌肉紧张、僵硬、疼痛，转头、仰头和点头活动受限，颈项歪斜。

【施灸部位】

阿是穴用艾条灸5～15分钟，艾盒灸15～30分钟；落枕穴用艾条灸5～10分钟；大椎穴、风池穴、肩井穴、大杼穴用艾条灸15～20分钟，艾盒灸20～30分钟；肩外俞穴用艾条灸5～10分钟，艾盒灸10～15分钟；悬钟穴、后溪穴用艾条灸15～20分钟，艾盒灸15～30分钟（图51）。

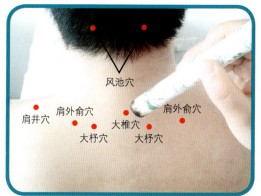

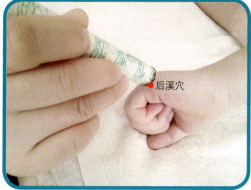

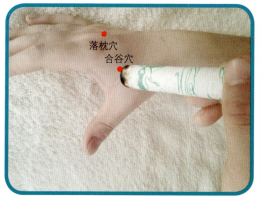

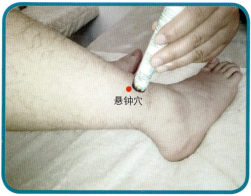

图51

【 老中医的话 】

落枕是指急性颈部肌肉痉挛、强直、酸胀、疼痛、颈部转动受限，轻者可自行痊愈，重症者常迁延数周。本病多因睡眠时头部位置不当，枕头高低软硬不适，使颈部长时间处于过度伸展或紧张状态，引起颈部肌肉损伤或痉挛；也可因风寒湿邪侵袭，致使肌肉气血凝滞，经脉痹阻而发病。

【 温馨提示 】

◎凡落枕患者，禁止为了缓解疼痛和不适而进行有意识的运动，应保持原有姿势，做到放松。睡眠时，枕头的高低软硬要适宜，注意颈肩部的保暖。轻者3～4天即可痊愈，重者7～10天方可痊愈。

◎艾灸疗法对治疗落枕的效果显著，哪疼就在哪里施灸。可用双孔、四孔或六孔艾灸盒进行施灸，或艾条温和灸法，每次取3～5穴，艾条温灸各穴10～15分钟，或艾盒灸各穴15～30分钟，以局部皮肤红润为度，每日1次，10次为1个疗程，间隔2～3天再开始下一疗程。长期坚持艾灸治疗，一定要灸好、灸透，才会有较好的疗效。

57. 肩关节周围炎

【症状】

肩关节周围炎是指肩关节周围软组织和关节囊、韧带损伤、退变而引起的一种慢性无菌性炎症。故又称"五十肩"或"肩周炎"，此病以肩关节疼痛，功能障碍和肌肉萎缩为主要特征，早期以肩部疼痛为主，夜间加重，并伴有凉、僵硬的感觉；后期肩关节周围软组织有充血、水肿、渗出、粘连等病理变化。

【自我诊断】

有过外伤史，肩关节酸痛，活动则痛剧，怕凉怕风，严重者肩部关节活动受限。

【施灸部位】

阿是穴用艾条灸5～15分钟，艾盒灸15～30分钟；肩井穴用艾条灸15～20分钟，艾盒灸20～30分钟；肩外俞穴用艾条灸5～10分钟，艾盒灸10～15分钟；秉风穴、尺泽穴用艾条灸10～15分钟，艾盒灸15～30分钟（图52）。

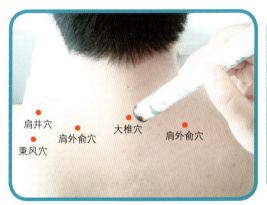
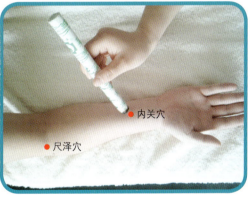

图52

【老中医的话】

肩周炎又称肩关节周围炎，属于中医的"漏肩风""肩凝症""五十肩"的范畴。多因肩部外伤、露肩贪凉、慢性劳损或感受风寒湿邪侵入，使肩部气血瘀滞，复受风寒湿邪而引起等，导致气血瘀滞、筋脉失养、经脉拘急而发病。是一种常见病和多发病，尤以50岁左右的中老年人为多。

【温馨提示】

◎艾灸疗法对治疗肩周炎有较好的疗效，同时要加强肩背部的功能锻炼，也要注意肩背部的保暖。

◎艾灸疗法对治疗肩周炎效果明显，哪疼就在哪里施灸。施灸后，应加强肩关节的活动锻炼。可用双孔、四孔或六孔艾灸盒进行施灸，或艾条温和灸法，每次取3～5穴，艾条温灸各穴10～15分钟，或艾盒灸各穴15～30分钟，以局部皮肤红润为度，每日1次，10次为1个疗程，间隔2～3天再开始下一疗程。长期坚持艾灸治疗，一定要灸好、灸透，才会有较好的疗效。

58. 膝关节痛

【症状】

膝关节痛是指膝关节部位的软组织劳损、慢性风湿性关节炎、膝关节骨质增生及良性膝关节炎等引起的膝关节疼痛。

【自我诊断】

膝关节疼痛无力，走路或上下楼梯时疼痛加剧或放射至腘窝、小腿或踝关节部位，关节活动受限。

【施灸部位】

阿是穴、膝眼穴、委中穴、血海穴、足三里穴用艾条灸5～15分钟，艾盒灸15～30分钟；肾俞穴用艾条灸10～15分钟，艾盒灸15～30分钟；八髎穴、解溪穴用艾条灸5～15分钟，艾盒灸20～30分钟（图53）。

【老中医的话】

中医学认为，本病主要是因风寒湿邪侵袭膝关节部位，导致气血瘀滞、血不荣筋，肌肉失去温煦、筋骨缺乏濡养、筋脉失养，经脉拘急而发病。

【温馨提示】

◎治疗期间要静养休息，少走动，以免增加膝关节的负担。日常生活中要注意膝关节的防寒保暖工作。

◎艾灸疗法对治疗膝关节疼痛的效果明显，哪疼就在哪里施灸。施灸后，应适当地进行锻炼。可用双孔、四孔或六孔艾灸盒进行施灸，或艾条温和灸法，每次取3～5穴，艾条温灸各穴10～15分钟，或艾盒灸各穴15～30分钟，以局部皮肤红润为度，每日1次，10次为1个疗程，间隔2～3天再开始下一疗程。长期坚持艾灸治疗，一定要灸好、灸透，才会有较好的疗效。

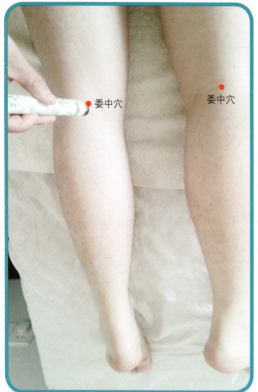
委中穴　委中穴

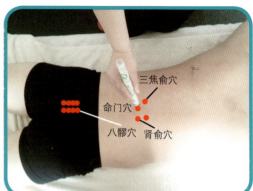
三焦俞穴　命门穴　肾俞穴　八髎穴

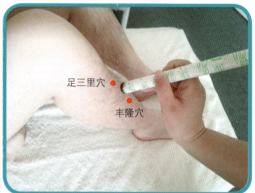
足三里穴　丰隆穴

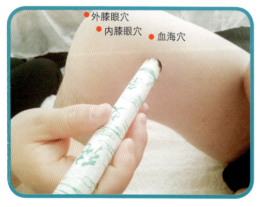
外膝眼穴　内膝眼穴　血海穴

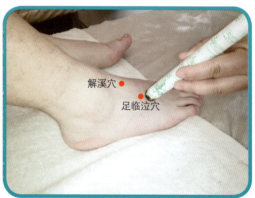
解溪穴　足临泣穴

图53

59. 网球肘

【症状】

网球肘又称肱骨外上髁炎。主要是由于前臂伸肌群的长期、反复、强烈的收缩、牵拉，使其附着在肱骨外上髁的部位发生不同程度的急性或慢性累积性损伤，肌纤维产生撕裂、出血、粘连，形成无菌性炎症。临床表现为肘后外侧酸痛，尤其在转、提、伸、拉、端、推等动作时疼痛会加重。本病多见于网球、乒乓球运动员和钳工、木工、泥瓦工、家庭主妇、炊事员等特殊人员。

【自我诊断】

肘关节外侧部疼痛，无肿胀或微肿胀。自感手臂无力，前臂和腕提举及旋转活动不利。如做拧毛巾、端水瓶等动作时，肘部疼痛加剧，静止、休息时多无症状。

【施灸部位】

阿是穴用艾条灸5～15分钟，艾盒灸15～30分钟；曲泽穴、尺泽穴、肘髎穴用艾条灸5～10分钟，艾盒灸10～15分钟（图54）。

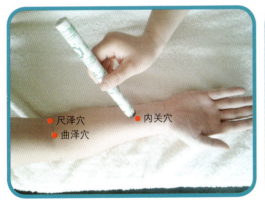
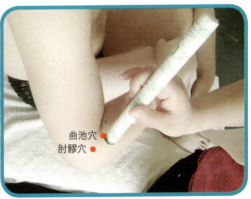

图54

【老中医的话】

网球肘的发生主要是由于日积月累的劳损所致。从发病年龄上看，多见于中年以上，其中多是由于体质渐衰、气血虚弱、血不荣筋、肌肉失去温煦、筋骨缺乏濡养而发病。在治疗期间，应适当使患肢休息，腕部更不宜做背伸活动，注意局部保暖。

【温馨提示】

◎艾灸疗法对网球肘有着较好的疗效，一般2周左右可愈。治疗期间尽量减少肘部活动，勿提取重物。

◎艾灸疗法对治疗网球肘的效果明显，哪疼就在哪里施灸。施灸后，应适当地活动锻炼。可用双孔、四孔或六孔艾灸盒进行施灸，或艾条温和灸法，每次取3～5穴，艾条温灸各穴10～15分钟，或艾盒灸各穴15～30分钟，以局部皮肤红润为度，每日1次，10次为1个疗程，间隔2～3天再开始下一疗程。长期坚持艾灸治疗，一定要灸好、灸透，才会有较好的疗效。

60．慢性腰肌劳损

【症状】

慢性腰肌劳损，又称"腰背肌筋膜炎""功能性腰痛"等。主要是指腰骶部肌肉、筋膜、韧带等软组织的慢性损伤，导致局部无菌性炎症，从而引起腰骶部一侧或两侧的弥漫性疼痛，是慢性腰腿痛中常见的疾病之一，常与职业和工作环境有一定关系。在慢性腰痛中，本病占有相当大的比例。

【自我诊断】

腰骶部一侧或两侧酸痛或胀痛，部分刺痛或灼痛，反复发作，时轻时重，迁延难愈。遇寒冷潮湿天气、劳累时酸痛加重，休息时减轻，或适当活动和经常改变体位时减轻，活动过度又加重。不能久坐久立，喜热喜按。不能坚持弯腰工作。常被迫伸腰或以拳头击腰部以缓解疼痛，腰部有压痛点，多在骶棘肌处、髂骨后部、骶骨后骶棘肌止点处或腰椎横突处。腰部外形及活动多无异常，也无明显的腰肌痉挛，少数患者腰部活动稍受限。

【施灸部位】

阿是穴、后溪穴、关元穴用艾条灸5～15分钟，艾盒灸15～30分钟；肾俞穴、命门穴、志室穴、腰阳关穴、腰痛点穴用艾条灸10～15分钟，艾盒灸15～30分钟；八髎穴、神阙穴用艾条灸5～15分钟，艾盒灸20～30分钟；气海穴用艾炷灸5～7壮，艾条灸10～15分钟，艾盒灸15～30分钟（图55）。

【老中医的话】

本病属于中医"痹证""腰痛"范畴。中医学认为，腰为肾之腑，肾虚会引起腰痛，表现为腰部绵绵作痛、隐痛、酸软无力。劳累或房事后加重；腰部受风寒湿邪侵袭会导致寒湿性腰痛，痛感为局部疼痛，表现为冷痛，阴雨天加重；腰肌劳损或扭伤引起局部瘀血以及气血运行不畅而导致血瘀性腰痛，这种腰痛也比较常见，痛感表现为局部刺痛，如针扎样痛。这种情况首先要排除器质性疾病，如腰椎间盘突出症、肾结石、肾炎等。器质性疾病引起的腰痛持续时间会比较长，早期与血瘀性腰痛不好区分，应该进行检查。

【温馨提示】

◎平时应注意在劳动中尽可能交换姿势，纠正习惯性不良姿势。宜睡硬板床。加强腰部肌肉锻炼。注意局部保暖，节制房事。预防汗出当风，避免感受风寒湿邪气。

◎艾灸疗法对治疗慢性腰肌劳损的效果明显，哪疼就在哪里施灸。施灸后，应适当地进行锻炼。可用双孔、四孔或六孔艾灸盒进行施灸，或艾条温和灸法，每次取3～5穴，艾条温灸各穴10～15分钟，或艾盒灸各穴15～30分钟，以局部皮肤红润为度，每日1次，10次为1个疗程，间隔2～3天再开始下一疗程。长期坚持艾灸治疗，一定要灸好、灸透，才会有较好的疗效。

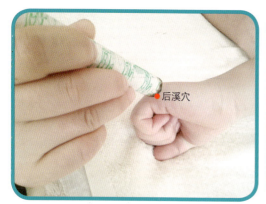
后溪穴

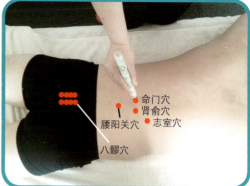
命门穴
肾俞穴
腰阳关穴
志室穴
八髎穴

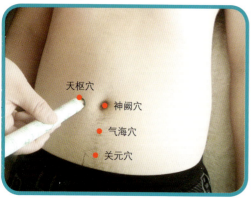
天枢穴
神阙穴
气海穴
关元穴

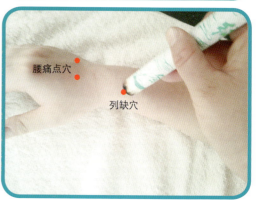
腰痛点穴
列缺穴

图55

61. 腰椎间盘突出症

【症状】

腰椎间盘突出症又称腰椎间盘纤维环破裂症。其病因是腰椎间盘退行性病变、腰外伤、积累性劳损使纤维环部分或完全破裂，髓核向椎管内突出，压迫或刺激神经根和脊髓而引起的腰腿疼痛综合征。

【自我诊断】

临床发现大多数患者都有急性腰扭伤和慢性劳损引起的腰痛史；有些患者无外伤史，在猛烈咳嗽或打喷嚏或夜间睡觉时腰部受凉而引发此病。病变部位大多发生在4、5腰椎和腰5、骶1椎之间的椎间盘处。患者疼痛轻重不一，重者影响翻身、站立和行走，疼痛沿坐骨神经分布区呈放射状痛，病史长者，小腿后外侧及足跟、足掌等处会有麻木感和感觉减退。

【施灸部位】

阿是穴、后溪穴、关元穴用艾条灸5～15分钟，艾盒灸15～30分钟；肾俞穴、命门穴、志室穴、腰阳关穴、腰痛点穴用艾条灸10～15分钟，艾盒灸15～30分钟；八髎穴、神阙穴用艾条灸5～15分钟，艾盒灸20～30分钟；气海穴用艾炷灸5～7壮，艾条灸10～15分钟，艾盒灸15～30分钟（同图55）。

【老中医的话】

本病属于中医"痹证""腰痛""腰腿痛"范畴。一般分为寒湿腰痛、湿热腰痛、瘀血腰痛、肾虚腰痛。此病往往虚实相兼，症候复杂，但总以肾气亏虚为根本原因。

【温馨提示】

◎腰椎间盘突出症是一种长期风寒、湿邪、火毒等病邪充满肠胃和腰部而导致的病患，在艾灸治疗时一定要在胃肠部位施灸才可能把腰椎间盘突出症治愈。这也就是为什么大多数患者经过复位后仍旧不见明显好转或复发的原因。治疗期间应睡卧硬板床。重症患者必要时可配合中药治疗，日常生活中要注意防寒保暖。

◎艾灸疗法对本症有显著的疗效，哪疼就在哪里施灸。施灸后，应进行适当的活动锻炼。可用双孔、四孔或六孔艾灸盒进行施灸，或艾条温和灸法，每次3～5穴，艾条温灸10～15分钟，艾盒灸各穴15～30分钟，以局部皮肤红润为度，每日1次，10次为1个疗程，间隔2～3天再开始下一疗程。长期坚持艾灸治疗，一定要灸好、灸透，才会有较好的疗效。

62. 风湿、类风湿性关节炎

【症状】

风湿性关节炎是以游走性关节疼痛为主的一种病症。类风湿性关节炎是一种以关节病变为主要特征的慢性、全身性、免疫系统异常的疾病。

【自我诊断】

风湿性关节炎疼痛的发作或疼痛的轻重与气候变化有密切的关系。大多数患者在天气晴朗暖和时疼痛减轻，天气寒冷或居住潮湿的环境则疼痛较严重。类风湿性关节炎的早期有游走性关节疼痛、肿胀和功能障碍，晚期则出现关节畸形、僵硬、肌肉萎缩和功能丧失。病变常从四肢远端的小关节开始，且左右基本对称；此病女性发病多于男性，发作期与缓解期交替，人体消耗大，致残率高。

【施灸部位】

阿是穴、关元穴、膝眼穴、足三里穴、中脘穴、环跳穴、委中穴用艾条灸5～15分钟，艾盒灸15～30分钟；神阙穴用艾条灸5～15分钟，艾盒灸20～30分钟；气海穴用艾炷灸5～7壮，艾条灸10～15分钟，艾盒灸15～30分钟；肾俞穴、阴陵泉穴、三阴交穴用艾条灸10～15分钟，艾盒灸15～30分钟；足临泣穴用艾条灸5～10分钟；督脉灸可直接作用于发病部位，使治疗直达病所，对此症有很好的疗效（图56）。

【老中医的话】

中医学认为，风湿性关节炎属于"痹证""痛风""厉节风"范畴。类风湿性关节炎属于中医"痹证""厉节风""鹤膝风"范畴。本病症又分为以下几种类型：行痹，以痛无定处，走窜不定为特点；痛痹，以关节肿胀，疼痛剧烈为特点；着痹，以关节酸痛，痛处固定为特点；热痹，以关节红肿热痛为特点。

【温馨提示】

◎治疗期间应尽量少走动，不负重，并注意防寒保暖。早期艾灸治疗此病症的疗效较好，重症患者应配合药物综合治疗。

◎艾灸疗法对本症有显著的疗效，哪疼就在哪里施灸。施灸后，应适当地进行锻炼。可用双孔、四孔或六孔艾灸盒进行施灸，或艾条温和灸法，每次取3～5穴，艾条温灸各穴10～15分钟，或艾盒灸各穴15～30分钟，以局部皮肤红润为度，每日1次，10次为1个疗程，间隔2～3天再开始下一疗程。长期坚持艾灸治疗，一定要灸好、灸透，才会有较好的疗效。

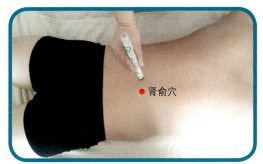
肾俞穴

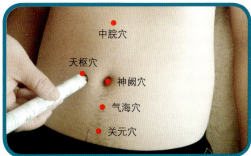
中脘穴
天枢穴
神阙穴
气海穴
关元穴

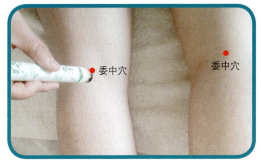
委中穴
委中穴
委中穴

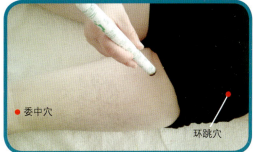
委中穴
环跳穴

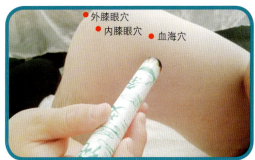
外膝眼穴
内膝眼穴
血海穴

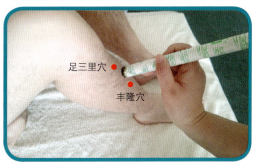
足三里穴
丰隆穴

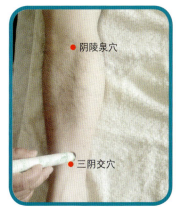
阴陵泉穴
三阴交穴

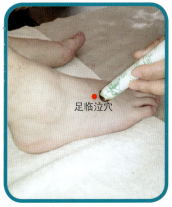
足临泣穴

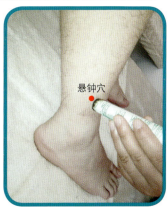
悬钟穴

图56

63. 足跟痛

【症状】

足跟痛又称跟骨骨刺或跟骨骨质增生。是指足跟骨结节周围由慢性劳损引起的疼痛，常伴有跟骨结节部骨刺。患者以单足或双足跟部在站立或行走时疼痛为主要特征。

【自我诊断】

足跟痛是一种常见病，以足跟肿胀、麻木疼痛、局部压痛、行走困难为特征。痛轻者在走路或久站后逐渐疼痛，重者足跟肿胀不能站立或行走，疼痛甚至涉及小腿后侧。

【施灸部位】

大钟穴、然谷穴、昆仑穴、仆参穴、解溪穴用艾条灸5～15分钟，艾盒灸20～30分钟（图57）。

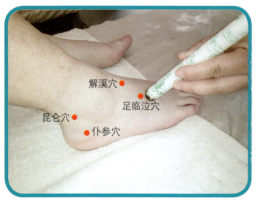
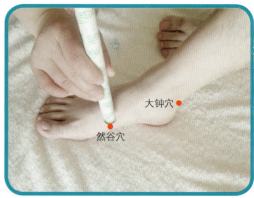

图57

【老中医的话】

足跟痛属于中医"痹症""骨痹"范畴，多因体质虚弱或年老肾虚，筋骨失养或劳损过度或受风寒湿邪，痹阻经络，气血运行不畅所致。

【温馨提示】

◎治疗期间应尽量少走动，不负重，并注意防寒保暖。平时注意调节饮食和生活方式，调节情志，补肝肾、壮骨舒筋。

◎治疗足跟痛，哪疼就在哪里施灸。施灸后，应适当地进行锻炼。可用双孔、四孔或六孔艾灸盒进行施灸，或艾条温和灸法，每次取3～5穴，艾条温灸各穴10～15分钟，艾盒灸各穴15～30分钟，以局部皮肤红润为度，每日1次，10次为1个疗程，间隔2～3天再开始下一疗程。长期坚持艾灸治疗，一定要灸好、灸透，才会有较好的疗效。

64. 痛经

【**症状**】

痛经是困扰很多女性的大难题，主要是指女性月经来潮期间或行经前后出现小腹疼痛、腹胀、乳房不适或者腰骶酸痛等不适症状。

【**自我诊断**】

月经来潮期间或者行经前后出现小腹疼痛、腹胀、腰骶部酸痛等不适症状。月经初期大多为实痛；月经后期多为虚痛，得温后或用手按揉后即可缓解，经血色淡而量少，经期大多延迟，经常怕冷、怕凉。

痛经分原发性与继发性2种。原发性痛经以未婚女性多见，月经初潮时就有发生，大部分为先天性因素如子宫过度前倾、后屈、子宫发育不良等引起。继发性痛经多见于已婚妇女，常因生殖器官的器质性病变所引起，如子宫内膜异位症、急慢性盆腔炎、子宫狭窄、阻塞以及子宫黏膜下肌瘤等引起。

【**施灸部位**】

阿是穴、关元穴、足三里穴用艾条灸5～15分钟，艾盒灸15～30分钟；肾俞穴、阴陵泉穴、中极穴、血海穴用艾条灸10～15分钟，艾盒灸15～30分钟；脾俞穴用艾条灸5～15分钟，艾盒灸15～20分钟；神阙穴、八髎穴用艾条灸5～15分钟，艾盒灸20～30分钟；气海穴用艾炷灸5～7壮，艾条灸10～15分钟，艾盒灸15～30分钟（图58）。

【**老中医的话**】

中医学认为，此病多因寒凝血瘀、气机不畅、胞脉阻滞或气血亏虚，经脉失养所引发。是女性常见的疾病，究其原因，多与忧思愤怒、寒凝血瘀、气机不畅、胞脉阻滞或气血亏虚、经脉失养有关。

【**温馨提示**】

◎日常生活中要保持良好的心情，消除紧张和压力，经期不宜洗冷水浴，忌过性生活。注意饮食的调理，忌食生冷、辛辣刺激性食物。寒冷季节要注意防寒保暖。

◎艾灸对痛经的治疗效果很好，但疗程要长，大约3个月，治疗痛经需要坚持一段时间，只要坚持住，就一定能摆脱痛经的困扰。可用四孔、六孔艾灸盒进行施灸，或艾条温和灸法，每次取3～5穴，艾条温灸各穴10～15分钟，艾盒灸各穴15～30分钟，以局部皮肤红润为度，也可在经期来潮1周前施灸，月经期间停用，对于月经量少，经血不太顺畅的患者，经期也可施艾灸。每日1次，10次为1个疗程，间隔2～3天再开始下一疗程。长期坚持艾灸治疗，一定要灸好、灸透，才会有较好的疗效。

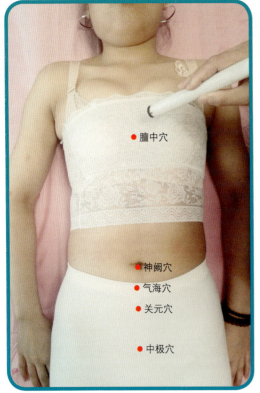

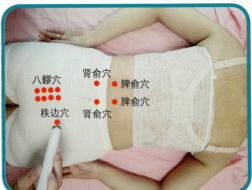

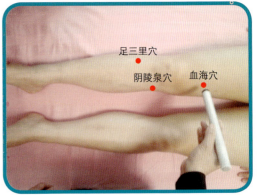

图58

65. 闭经

【症状】

凡发育正常的女子，年满18岁而月经尚未来潮者称为原发性闭经；月经已来潮又停经超过3个月以上而无妊娠者称为继发性闭经。妊娠期、哺乳期及绝经后停经不属闭经。根据闭经的病因不同，又分为子宫性闭经、卵巢性闭经、垂体性闭经、丘脑下部性闭经等。

【自我诊断】

经血量逐渐减少而终于闭止，食少便溏，面唇色泽不容，多具有营养不良的症状，为血枯闭经；常有内火旺、心烦热、大便燥结、口干喜饮、舌质常红而苔黄，为血滞经闭。

【施灸部位】

阿是穴、关元穴、足三里穴用艾条灸5~15分钟，艾盒灸15~30分钟；肾俞穴、阴陵泉穴、中极穴、血海穴用艾条灸10~15分钟，艾盒灸15~30分钟；脾俞穴用艾条灸5~15分钟，艾盒灸15~20分钟；神阙穴、八髎穴用艾条灸5~15分钟，艾盒灸20~30分钟；气海穴用艾炷灸5~7壮，艾条灸10~15分钟，艾盒灸15~30分钟（同图58）。

【老中医的话】

中医学认为，本病属"经闭""月水不通"范畴。多因先天禀赋不足、后天脾胃失养、肝气郁结、寒邪侵袭，致使冲任两脉失调，胞络受阻所引发。现代医学认为，本病多与生殖器官发育不良、内分泌失调及某些疾病有关。

【温馨提示】

◎艾灸疗法对闭经有较好的疗效，但要坚持连续施灸，患者要有信心积极进行治疗。注意饮食调节，忌食生、冷、辛辣刺激性食物。调畅情志，适当锻炼身体。同时要积极查治可能引发闭经的其他病症。育龄妇女要将闭经和妊娠停经进行鉴别。

◎艾灸对闭经的治疗效果很好，但疗程要长，大约3个月，治疗闭经需要坚持一段时间，只要坚持住，就一定能摆脱闭经的困扰。可用双孔、四孔或六孔艾灸盒进行施灸，或艾条温和灸法，每次取3~5穴，艾条温灸各穴10~15分钟，艾盒灸各穴15~30分钟，以局部皮肤红润为度，每日1次，10次为1个疗程，间隔2~3天再开始下一疗程。长期坚持艾灸治疗，一定要灸好、灸透，才会有较好的疗效。

66. 月经不调

【症状】

月经不调是指月经失去正常规律性，月经的周期、经期、经色、经量、经质发生异常改变的一种妇科疾病。

【自我诊断】

月经不调的临床表现为经期超前或错后，经量或多或少，颜色鲜红或淡红，经质清稀或黏稠，并伴有头晕、心悸、心烦易怒、小腹胀满、腰酸腰痛、精神疲惫等症状。

【施灸部位】

阿是穴、关元穴、足三里穴用艾条灸5~15分钟，艾盒灸15~30分钟；肾俞穴、阴陵泉穴、中极穴、血海穴用艾条灸10~15分钟，艾盒灸15~30分钟；脾俞穴用艾条灸5~15分钟，艾盒灸15~20分钟；神阙穴、八髎穴用艾条灸5~15分钟，艾盒灸20~30分钟；气海穴用艾炷灸5~7壮，艾条灸10~15分钟，艾盒灸15~30分钟（同图58）。

【老中医的话】

中医学认为，本病皆因寒凝胞宫，气滞、血热、肝肾亏虚、脾气虚弱、肝郁气滞及思虑伤脾，损伤肝、脾、冲、任导致经血不能按期来潮所致。

【温馨提示】

◎现代医学认为，月经不调可见于功能失调性月经紊乱、闭经、痛经、多囊卵巢综合征、经前期紧张综合征、更年期综合征。

◎注意调节饮食，忌食生、冷、辛辣刺激性食物。调畅心情、劳逸结合，适当地锻炼身体，以增强体质。注意经期卫生，经期禁过性生活。月经干净后5天施灸治疗，月经来潮时停止。

◎艾灸对月经不调的治疗效果很好，但疗程要长，大约3个月，治疗月经不调需要坚持一段时间，只要坚持住，就一定能摆脱月经不调的困扰。可用双孔、四孔或六孔艾灸盒进行施灸，或艾条温和灸法，每次取3~5穴，艾条温灸各穴10~15分钟，艾盒灸各穴15~30分钟，以局部皮肤红润为度，每日1次，10次为1个疗程，间隔2~3天再开始下一疗程。长期坚持艾灸治疗，一定要灸好、灸透，才会有较好的疗效。

67. 崩漏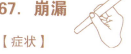

【症状】

崩漏是指妇女月经后期下血，淋漓不断，或不在行经期阴道突然大出血的急性病症。经血量大而下，为崩；量少且持续不断，或止而又来，淋漓不断，为漏。崩与漏的临床表现虽有差异，但发病机制相似，在疾病的发展过程中可以相互转化。

【自我诊断】

月经忽然暴下不止、面色㿠白、头昏心悸、肢冷汗出、有虚脱之象为雪崩；月经淋漓不断，虽然病势缓慢，同样有下血不止为漏下。

【施灸部位】

肾俞穴、三阴交穴、阴陵泉穴、中极穴、血海穴用艾条灸10～15分钟，艾盒灸15～30分钟；足三里穴、关元穴用艾条灸5～15分钟，艾盒灸15～30分钟；脾俞穴用艾条灸5～15分钟，艾盒灸15～20分钟；神阙穴用艾条灸5～15分钟，艾盒灸20～30分钟；气海穴用艾炷灸5～7壮，艾条灸10～15分钟，艾盒灸15～30分钟；隐白穴用艾条灸5～10分钟；交信穴用艾条灸5～10分钟，艾盒灸10～15分钟；阴交穴、气门穴用艾条灸5～10分钟，艾盒灸15～30分钟（图59）。

【老中医的话】

中医学认为，崩漏多因劳伤过度、气虚下陷、统摄无权所致；有因暴怒伤肝，肝不藏精血，经血妄行而发；也可因素体阳盛，复感热邪或恣食辛燥之品，燥热迫血妄行而发病；另有经期产后，恶血未尽，或因外感、内伤、瘀血内阻，恶血不去，新血不得归经，造成崩中之疾。崩漏的关键在于冲任脉损伤，如房劳过度，或经期误犯房事，脏腑气血俱虚，不能固摄血脉，经血非时而下，或脾肝失调。以摄血培元为主，配合调整心情，注意休息。

【温馨提示】

◎现代医学认为，崩漏是多种妇科疾病共有的症状，如功能性子宫出血，女性生殖器炎症、肿瘤等引发阴道出血。

◎艾灸疗法对崩漏的效果较显著，但症状明显缓解后，还要坚持巩固一段时期。要积极查治导致崩漏的其他病症，症状较重者应及时采用药物综合治疗。

◎艾灸对崩漏的治疗效果很好，需要坚持一段时间，只要坚持住，就一定能摆脱崩漏的困扰。可用双孔、四孔或六孔艾灸盒进行施灸，或艾条温和灸法，每次取3～5穴，艾条温灸各穴10～15分钟，艾盒灸各穴15～30分钟，以局部皮肤红润为度，每日1次，10次为1个疗程，间隔2～3天再开始下一疗程。长期坚持艾灸治疗，一定要灸好、灸透，才会有较好的疗效。

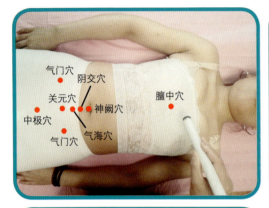
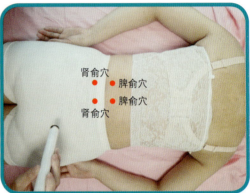

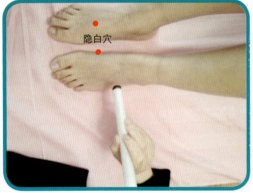
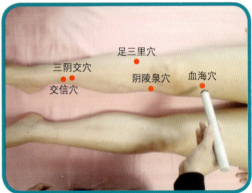

图59

68. 带下症

【症状】

带下症的临床表现以白带增多，经色、质、气味异常，或伴全身或局部不适的症状。非炎症性白带多呈白色水样或蛋清样；炎性白带多为脓性；异物刺激性白带多呈恶臭；肿瘤性白带多为血样、水性伴有恶臭等。

【自我诊断】

白带是指正常妇女阴道内流出的少量白色无味的分泌物。正常女子自青春期开始，肾气充盛、脾气健运、任脉通调、带脉健固，阴道内即有少量白色或无色透明无臭的黏性液体，特别是在经期前后、月经中期及妊娠期白带量增多，以润泽阴户，防御外邪，此为生理性带下，属于正常的生理现象。

病理性白带多由炎症、异物刺激、肿瘤、子宫后屈、尿瘘或粪瘘刺激所致，也可由慢性疾病如糖尿病、肺结核、贫血以及身体虚弱或精神因素等引起。主要是从阴道中流出粉红黏稠样的液体，绵绵不断，有腥臭味的赤带，或赤白相杂，或渗出黄白黏稠液体，或清冷稀薄，或有腥臊气的白带，无论赤白带下、长期带下者，多伴有头晕、目眩、神疲乏力、性欲冷淡等现象。

【施灸部位】

肾俞穴、腰阳关穴、三阴交穴、中极穴、血海穴用艾条灸10~15分钟，艾盒灸15~30分钟；足三里穴、关元穴用艾条灸5~15分钟，艾盒灸15~30分钟；阴陵泉穴用艾条灸10~15分钟，艾盒灸15~30分钟；神阙穴、八髎穴、带脉穴用艾条灸5~15分钟，艾盒灸20~30分钟；气海穴用艾炷灸5~7壮，艾条灸10~15分钟，艾盒灸15~30分钟（图60）。

【老中医的话】

中医学认为，本病与带脉失养有关，多因脾肾气虚，任带失固及湿毒下注所致。分为肝火型、脾虚型、湿热型和肾虚型。

【温馨提示】

◎艾灸疗法对带下症有较好的疗效，症状消除后还须巩固治疗。要积极查治导致带下症的其他病症。注意饮食调节，忌食生冷、辛辣刺激性食物。注意阴部卫生，节制房事，避免劳累过度。

◎艾灸对带下症的治疗效果很好，可用双孔、四孔或六孔艾灸盒进行施灸，或艾条温和灸法，每次取3~5穴，艾条温灸各穴10~15分钟，艾盒灸各穴15~30分钟，以局部皮肤红润为度，每日1次，10次为1个疗程，间隔2~3天再开始下一疗程。长期坚持艾灸治疗，一定要灸好、灸透，才会有较好的疗效。

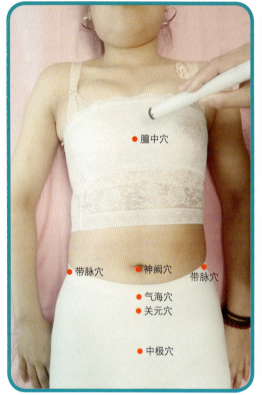

膻中穴

带脉穴　神阙穴　带脉穴

气海穴

关元穴

中极穴

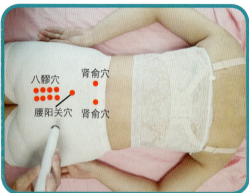

八髎穴　　肾俞穴

腰阳关穴　肾俞穴

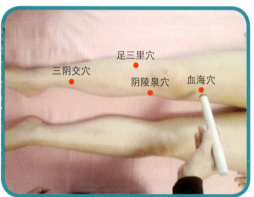

足三里穴

三阴交穴

阴陵泉穴　血海穴

图60

69. 盆腔炎

【症状】

盆腔炎是指妇女盆腔内生殖器官及其周围组织被细菌感染后引起的炎症病变。

【自我诊断】

盆腔炎分为急性和慢性两种。急性期表现为高热寒战，下腹胀痛，白带增多，多呈脓性、有腥臭味；慢性期表现为下腹隐痛、下坠，腰骶酸痛、月经失调、痛经、低热，白带增多，精神不振或触摸到囊性肿物，严重者会导致不孕症。

【施灸部位】

关元穴、足三里穴、交信穴、阴陵泉穴、神阙穴、阴交穴、气海穴、气门穴、带脉穴、归来穴用艾条灸5～15分钟，艾盒灸15～30分钟；中极穴、三阴交穴用艾条灸10～15分钟，艾盒灸15～30分钟；大椎穴、风池穴、百会穴用艾条灸5～15分钟，艾盒灸20～30分钟（图61）。

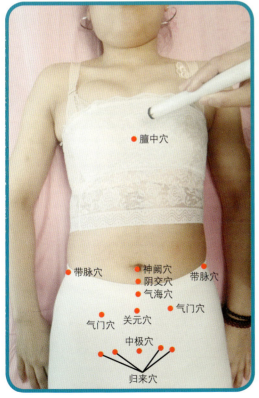

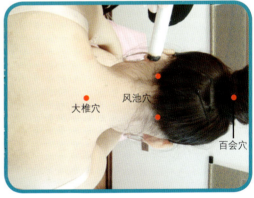

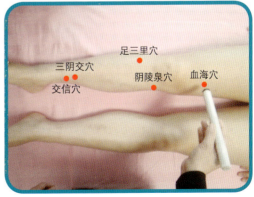

图61

【老中医的话】

中医学认为，本病属"月经不调""带下证""癥瘕"等范畴。多因情志不畅，内伤、外感邪毒，导致气血瘀滞、湿热流注而引发此病。

【温馨提示】

◎艾灸治疗盆腔炎的效果较好，但需要有持之以恒的精神，即便症状消除，也需要巩固一段时间。艾灸疗法主要可治疗慢性盆腔炎，急性盆腔炎则需要积极就医治疗。在治疗的同时，要积极查治可能引发盆腔炎的其他病症。注意经期、产褥期及产后期的个人卫生，避免洗盆浴或池浴及不必要的妇科检查。

◎艾灸对盆腔炎的治疗效果很好，可用双孔、四孔或六孔艾灸盒进行施灸，或艾条温和灸法，每次取3～5穴，艾条温灸各穴10～15分钟，艾盒灸各穴15～30分钟，以局部皮肤红润为度，每日1次，10次为1个疗程，间隔2～3天再开始下一疗程。长期坚持艾灸治疗，一定要灸好、灸透，才会有较好的疗效。

70. 子宫脱垂

【症状】

子宫脱垂是指子宫位置低于正常，轻者子宫颈仍在阴道内，重者子宫全部脱出阴道外的一种妇科病症。此病多是因支托子宫的韧带、肌肉、筋膜松弛而致。临床根据子宫脱垂程度，分为3度。第一度：子宫颈下垂到坐骨棘水平以下，但不超过阴道口；第二度：子宫及部分子宫体脱出阴道口外；第三度：整个子宫体脱出于阴道口外。

【自我诊断】

此病表现为下腹、阴道、会阴部有下坠感，伴有腰酸背疼，自觉有物从阴道脱出，状如鹅卵，其色淡红，行走、劳作、咳嗽、排便、下蹲时更加明显，而且经常反复发作。发作期常有阴道局部糜烂、分泌物增多、排尿困难或尿失禁等症状。

【施灸部位】

百会穴用艾条灸5～15分钟，艾盒灸15～30分钟；气海穴用艾炷灸5～7壮，艾条灸10～15分钟，艾盒灸15～30分钟；照海穴、命门穴、神阙穴、肾俞穴用艾条灸10～15分钟，艾盒灸15～30分钟；脾俞穴用艾条灸5～15分钟，艾盒灸15～20分钟；大椎穴、风池穴、八髎穴、承扶穴用艾条灸5～15分钟，艾盒灸20～30分钟（图62）。

【老中医的话】

本病属于中医"阴挺""阴脱""阴痔"范畴，多因孕育过多、房劳过度、胞络受伤或产后尚未恢复即从事繁重的劳动或剧烈咳嗽、脾胃虚弱、中气不足等原因造成。

【温馨提示】

◎本病的治疗周期较长，要有持之以恒的决心。避免超重劳动和长期蹲位、站位劳动，节制房事，加强卫生保健。产后保持侧卧姿势，防止子宫后倾；经常做提肛运动，增强生殖系统各组织的韧性，促进功能恢复。

◎治疗子宫脱垂，可用双孔、四孔或六孔艾灸盒进行施灸，或艾条温和灸法，每次取3～5穴，艾条温灸各穴10～15分钟，艾盒灸各穴15～30分钟，以局部皮肤红润为度，每日1次，10次为1个疗程，间隔2～3天再开始下一疗程。长期坚持艾灸治疗，一定要灸好、灸透，才会有较好的疗效。

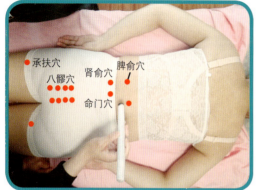

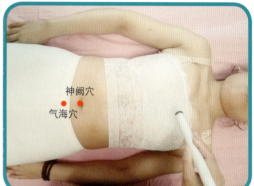

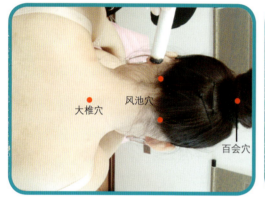

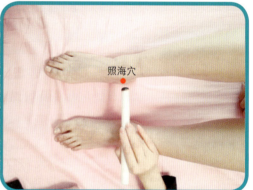

图62

71. 更年期综合征

【症状】

妇女一般在50岁左右进入更年期，由于卵巢功能减退，雌激素分泌减少，出现内分泌紊乱，自主神经功能失调，再加上社会、心理等诸多因素的影响而产生的不同表现及不同程度的躯体、精神、神经症状以及代谢功能障碍，称之为更年期综合征。

【自我诊断】

初起时月经紊乱，时多时少，最后绝经；自觉有头晕耳鸣、潮热出汗、烦躁易怒、精神疲倦、心悸失眠、血压不稳、皮肤粗糙、乳腺萎缩、四肢麻木、外阴瘙痒，甚至情志异常；有些患者还会伴有尿频、尿急等症，这些症状可持续2~3年。

【施灸部位】

大椎穴、风池穴、百会穴用艾条灸5~15分钟，艾盒灸15~30分钟；命门穴、肝俞穴、肾俞穴、中极穴、血海穴、照海穴、太溪穴用艾条灸10~15分钟，艾盒灸15~30分钟；脾俞穴用艾条灸5~15分钟，艾盒灸15~20分钟；神阙穴用艾炷灸5~7壮，艾条灸10~15分钟，艾盒灸15~30分钟；八髎穴用艾条灸5~15分钟，艾盒灸20~30分钟（图63）。

【老中医的话】

中医学认为，女性更年期综合征是妇女从育龄期走向老年期的过渡阶段。此时由于肾气渐衰、天癸将竭、冲任虚损、精血不足、阴阳失调，出现肾阳虚衰，经脉失于温煦等肾阴肾阳偏盛衰现象，从而导致脏腑功能失常，故肾虚为致病之本。《素问》："七七任脉虚，太冲脉衰少，天癸竭，地道不通，故形坏而无子也。"指出了肾与妇女月经、生殖和衰老有着密切的关系。

【温馨提示】

◎女性在更年期要注重心理和身体的保健，安全轻松度过更年期。女性在绝经期前后往往出现月经紊乱、烦躁易怒的现象。家人应多多给予关怀，多加安慰，多交谈以改善其情绪。日常生活要注意饮食的调理，对女性更年期综合征有较好的帮助。节制房事，加强体育锻炼，以增强体质。

◎治疗更年期综合征，可用双孔、四孔或六孔艾灸盒进行施灸，或艾条温和灸法，每次取3~5穴，艾条温灸各穴10~15分钟，或艾盒灸各穴15~30分钟，以局部皮肤红润为度，每日1次，10次为1个疗程，间隔2~3天再开始下一疗程。长期坚持艾灸治疗，一定要灸好、灸透，才会有较好的疗效。

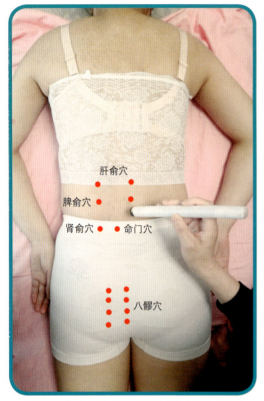

肝俞穴

脾俞穴

肾俞穴 ● 命门穴

八髎穴

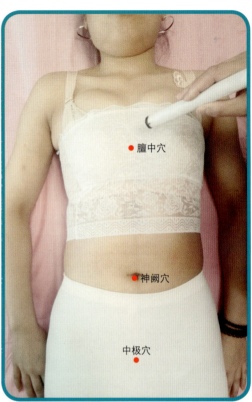

● 膻中穴

● 神阙穴

● 中极穴

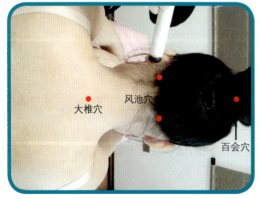

大椎穴

风池穴

百会穴

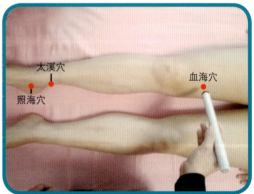

太溪穴

照海穴

血海穴

图63

72. 乳腺炎

【症状】

乳腺炎是指乳腺和乳腺管组织被细菌感染后引起的急性化脓性炎症。此病多发生于哺乳期妇女。乳腺炎的发病有一定的过程，在发病初期及时治疗可避免溃脓和恶化。主要是由胃经积热、情志不畅、肝郁气滞以及乳头皲裂、热毒侵入乳房所引起的一种急性化脓性疾病。发生于妊娠期的为内吹乳痈，发生于哺乳期为外吹乳痈。

【自我诊断】

乳腺炎早期症状有乳房肿胀有触痛，皮肤微红，排乳不畅，肿块似有似无，恶寒发热、胸闷、呕吐等；中期表现为肿块硬结明显，皮肤发红，持续疼痛，高热不退，有化脓征象；晚期表现为肿块破溃出脓，体温下降，肿痛消减，逐渐愈合。如若溃脓后引流不畅，则肿痛不减，高热不退，会造成严重的脓肿。

【施灸部位】

阿是穴、足三里穴、膻中穴、天宗穴用艾条灸5～15分钟，艾盒灸15～30分钟；乳根穴用艾条灸10～15分钟，艾盒灸15～20分钟；期门穴用艾炷灸5～7壮，艾条灸10～15分钟，艾盒灸15～20分钟（图64）。

【老中医的话】

乳腺炎俗称"奶疖"，属于中医"乳痈"的范畴。多因乳汁瘀积或因乳汁过多、乳儿少饮或乳头破裂疼痛，而不能给乳儿吸尽，或初产妇乳络不畅，致乳汁壅塞在内，乳络阻塞成块，郁久化热酿脓而成痈肿，或情志不畅、产后饮食不节、脾胃运化失司、湿热蕴结于胃络、阳明胃热壅滞，使乳络闭阻不畅、气滞血瘀而成乳痈，或感受外邪、产妇体虚汗出受风，或露胸哺乳，外感风邪，或乳儿含乳而睡，口中热毒之气侵及乳孔，均可使乳络不通，化热成痈。

【温馨提示】

◎艾灸疗法适用于乳腺炎早期，严重溃脓者要采取手术治疗。哺乳期要养成定时哺乳的习惯，每次应将乳汁排空；断乳时不要突然中断哺乳，要逐步减少哺乳时间，让乳房有一个渐续的生理调理适应过程。

◎治疗乳腺炎，可用双孔、四孔或六孔艾灸盒进行施灸，或艾条温和灸法，每次取3～5穴，艾条温灸各穴10～15分钟，或艾盒灸各穴15～30分钟，以局部皮肤红润为度，每日1次，10次为1个疗程，间隔2～3天再开始下一疗程。长期坚持艾灸治疗，一定要灸好、灸透，才会有较好的疗效。

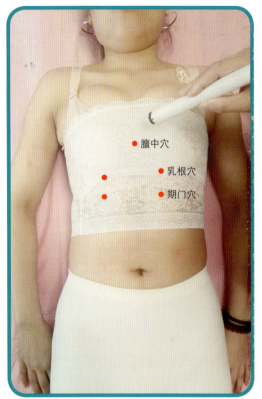

膻中穴

乳根穴

期门穴

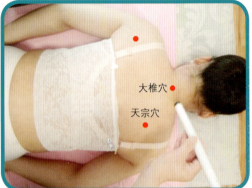

大椎穴

天宗穴

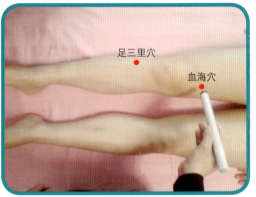

足三里穴

血海穴

图64

73. 乳腺增生

【症状】

乳腺增生又称乳腺小叶增生，是一种乳腺组成成分增生性疾病，它既非炎症，又不是肿瘤，而是内分泌失调引发的乳腺结构失常的一种妇科常见病。本病多发于中青年女性，常有月经不调、不孕或流产的病史。

【自我诊断】

乳腺增生的临床表现有乳房胀痛，多呈经前加重、经后减轻的周期性特征；触摸乳房可发现有大小不一的结节或肿块，质地软韧、无粘连，呈圆形或椭圆形，可活动；乳房外形及皮肤基本正常，无触痛和压痛；乳头不回缩，伴有黄绿色或棕红色液体溢出；患者常伴有头晕、烦躁、易怒、咽干、口苦等症状。

【施灸部位】

阿是穴、足三里穴、膻中穴、天宗穴、期门穴、丰隆穴用艾条灸5～15分钟，艾盒灸15～30分钟；乳根穴用艾条灸10～15分钟，艾盒灸15～20分钟；巨阙穴用艾炷灸5～7壮，艾条灸10～15分钟，艾盒灸15～20分钟；肝俞穴、太溪穴用艾条灸10～15分钟，艾盒灸15～30分钟（图65）。

【老中医的话】

中医学认为，本病属"乳癖"范畴。多因情志不畅、痰湿阻滞、乳络不畅或肝肾亏虚、经络失养所致。乳房肿块往往是乳房病的首发症状，一旦出现乳房肿块，不论其大小、性状如何及有无痛感，都应立即就医。

【温馨提示】

◎调畅心情，舒缓精神压力，心态平和。合理膳食，营养均衡，忌食生冷、辛辣刺激性食物。定期检查，乳房肿块有20%左右的恶变可能，要早发现、早治疗。

◎治疗乳腺增生，可用双孔、四孔或六孔艾灸盒进行施灸，或艾条温和灸法，每次取3～5穴，艾条温灸各穴10～15分钟，或艾盒灸各穴15～30分钟，以局部皮肤红润为度，每日1次，10次为1个疗程，间隔2～3天再开始下一疗程。长期坚持艾灸治疗，一定要灸好、灸透，才会有较好的疗效。

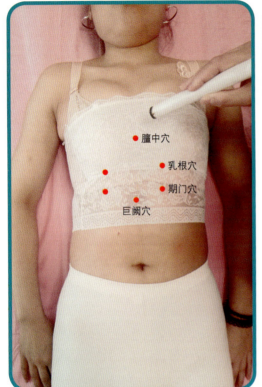

膻中穴

乳根穴

期门穴

巨阙穴

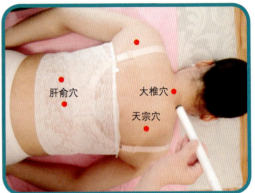

肝俞穴

大椎穴

天宗穴

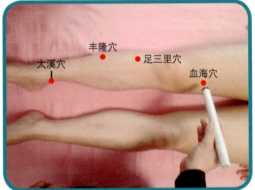

丰隆穴

太溪穴

足三里穴

血海穴

图65

74. 产后腹痛

【症状】

产妇在分娩后由于子宫收缩而引起的腹痛，属于正常情况，如果有剧烈疼痛的则称为"产后腹痛"。

【自我诊断】

临床表现为产后1～2天出现腹痛，3～4天后自行消失。重症患者持续时间较长，哺乳时腹痛明显，同时子宫收缩变硬，恶露增加。

【施灸部位】

阿是穴、足三里穴用艾条灸5～15分钟，艾盒灸15～30分钟；肾俞穴、命门穴、三阴交穴、阴陵泉穴、气海穴用艾条灸10～15分钟，艾盒灸15～30分钟；脾俞穴用艾条灸5～15分钟，艾盒灸15～20分钟；关元穴用艾条灸15～30分钟，艾盒灸30～40分钟；神阙穴、八髎穴用艾条灸5～15分钟，艾盒灸20～30分钟（图66）。

【老中医的话】

中医学认为，此病多是因为产时失血过多，冲任空虚，胞脉失养，不荣则痛；或因产后起居不慎，寒邪乘虚入侵，寒凝胞宫，致使寒凝血瘀而致痛；或因产后情志不畅，肝郁失疏，气滞血瘀，恶露不尽而致腹痛。

【温馨提示】

◎产后要注意腹部保暖防寒，饮食忌生冷、辛辣刺激性等食物。产后要注意调畅情志；若子宫内有残留物而引发产后腹痛或出血过多以及并发感染时，应及时就医治疗。

◎治疗产后腹痛，可用双孔、四孔或六孔艾灸盒进行施灸，或艾条温和灸法，每次取3～5穴，艾条温灸各穴10～15分钟，或艾盒灸各穴15～30分钟，以局部皮肤红润为度，每日1次，10次为1个疗程，间隔2～3天再开始下一疗程。长期坚持艾灸治疗，一定要灸好、灸透，才会有较好的疗效。

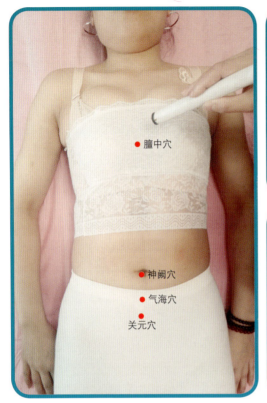

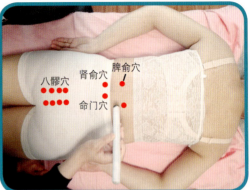

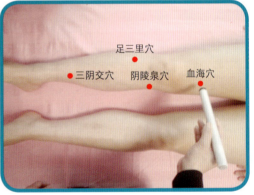

图66

75. 乳汁不足

【症状】

乳汁不足是指产后乳汁分泌量少为主症，伴有面色无华、精神疲乏、食欲不振或情志不畅等症状。

【自我诊断】

一般女人分娩后，胎盘排出，雌激素分泌急剧减少，而催乳素分泌增多，加上新生儿吸吮奶头的刺激，乳汁即源源不断地产生，供新生儿吸食。乳房就会自然分泌乳汁，如果不足以满足宝宝的需要则称为乳汁不足。

【施灸部位】

阿是穴、足三里穴、膻中穴用艾条灸5~15分钟，艾盒灸15~30分钟；隐白穴、乳根穴、乳腺反射区穴用艾条灸10~15分钟，艾盒灸15~20分钟；少泽穴用艾条灸3~5分钟（图67）。

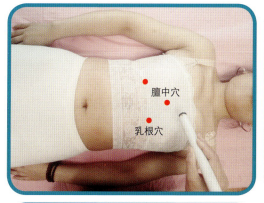

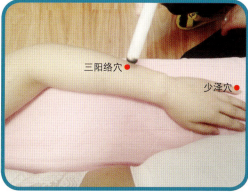

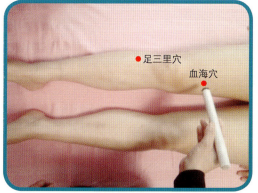

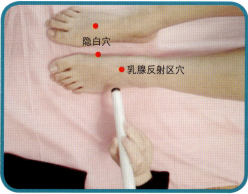

图67

【老中医的话】

乳少主要是由于平时气血虚弱所致，也有因情志失调、气郁闭塞、乳脉不行而发病的。患者在治疗时应同时增进营养，保持心情舒畅。

【温馨提示】

◎ 第一次哺乳前，用清洁的植物油涂在乳头上，使乳头上的痂垢变软，再用清水将乳房洗净。每次喂奶前，都要洗净双手、乳头及乳晕，洗去乳房与衣服上可能污染的细菌。喂奶后要用温水清洗，以防宝宝鼻咽传播细菌。

◎ 应保持清洁，如发生乳头裂伤，应暂停直接喂奶，可将乳汁挤出或吸出消毒后再喂给宝宝；不要让宝宝含着乳头睡觉，以免乳头因较长时间浸渍导致破损或乳腺口堵塞，使宝宝鼻咽部的细菌很容易传播给乳头，不仅有可能导致乳腺炎，甚至也是诱发宝宝窒息的原因之一。

◎ 治疗产后乳汁不足，可用双孔、四孔或六孔艾灸盒进行施灸，或艾条温和灸法，每次取3~5穴，艾条温灸各穴10~15分钟，或艾盒灸各穴15~30分钟，以局部皮肤红润为度，每日1次，10次为1个疗程，间隔2~3天再开始下一疗程。长期坚持艾灸治疗，一定要灸好、灸透，才会有较好的疗效。

76. 不孕症

【症状】

婚后有正常性生活，男方生殖功能正常，没有采取避孕措施2年以上而未能受孕者称为不孕症。

【自我诊断】

导致不孕的原因有3种。第一种相对不孕，是指夫妇一方因某种因素阻碍使受孕或生育能力降低，导致暂时性不孕；第二种绝对不孕，是指夫妇一方有先天或后天解剖生理方面的缺陷，无法受孕；第三种原发不孕或继发不孕，前者是指婚后从未受孕，后者是指曾经怀孕而后又不孕者。

【施灸部位】

关元穴、足三里穴用艾条灸5～15分钟，艾盒灸15～30分钟；神阙穴用艾炷灸5～7壮，艾条灸10～15分钟，艾盒灸15～30分钟；三阴交穴、气海穴、中极穴、肾俞穴、命门穴、子宫穴、归来穴用艾条灸10～15分钟，艾盒灸15～30分钟；八髎穴用艾条灸5～15分钟，艾盒灸20～30分钟（图68）。

【老中医的话】

不孕症是妇科中的常见病和多发病，亦为妇科难治之症。中医学认为，其产生的原因有虚实之分，虚者为肾虚或脾虚使冲任二脉虚衰，不能摄精成孕；实者多为肝郁、血瘀或痰湿使冲任气血失调，胞脉受阻，以致不孕。

现代医学认为，不孕症的原因包括卵子发育和排卵异常，或卵子虽正常但未能与精子相遇，或虽与精子相遇，并且能够受精，但受精后，在受精卵由输卵管进入宫腔，然后在子宫壁上种植、着床、发育生长的漫长过程中，任何一个环节受到阻碍和破坏都不能致孕。常见的有卵巢发育不良、无排卵、黄体功能不良、输卵管粘连不通、卵巢囊肿、子宫肌瘤、子官内膜异位症、月经不调等。

【温馨提示】

◎艾灸疗法只适用于相对不孕或原发性、继发性不孕患者。除少数不孕症及严重器质性病变者，大部分育龄妇女都有受孕的希望。患者要有持之以恒的精神，要有耐心。要调畅情志、舒缓精神、减轻心理压力，注意合理的膳食等。

◎治疗不孕症，可用双孔、四孔或六孔艾灸盒进行施灸，或艾条温和灸法，每次取3～5穴，艾条温灸各穴10～15分钟，或艾盒灸各穴15～30分钟，以局部皮肤红润为度，每日1次，10次为1个疗程，间隔2～3天再开始下一疗程。长期坚持艾灸治疗，一定要灸好、灸透，才会有较好的疗效。

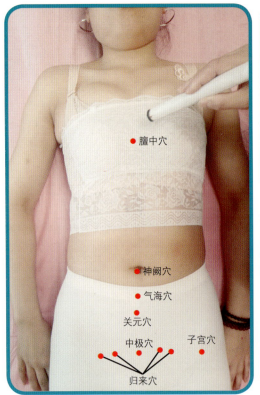

膻中穴

神阙穴

气海穴

关元穴

中极穴　　子宫穴

归来穴

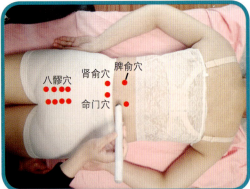

八髎穴　　肾俞穴　脾俞穴

命门穴

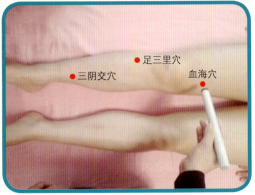

足三里穴

三阴交穴　　　　血海穴

图68

77. 痤疮

【症状】

痤疮是青春期常见的皮脂腺疾病，多因青春期性腺成熟、睾丸酮分泌增加、皮脂腺代谢旺盛、排泄增多，过多的皮脂堵塞毛囊口，经细菌感染而引发炎症所致。本病也可因过食糖类、脂肪类食物导致消化不良等因素而引发痤疮。本病症在青春期后大多自然痊愈。

【自我诊断】

痤疮是指人体的面部、胸部、颈肩部、项背部的局部皮肤表面出现形如粟米，分散独立，与毛孔一致的小丘疹或黑头丘疹，用力挤压，可见有白色米粒样的汁液溢出，且此愈彼起，反复出现。好发于青年男女，多见于颜面部。通常在脸的局部出现丘疹、脓疱、结节，伴有疼痛，少数残留瘢痕。

【施灸部位】

曲池穴、三阴交穴、肝俞穴、血海穴用艾条灸10～15分钟，艾盒灸15～30分钟；合谷穴用艾条灸10～15分钟；肺俞穴用艾条灸5～10分钟，艾盒灸10～15分钟；足三里穴用艾条灸5～15分钟，艾盒灸15～30分钟；大椎穴用艾条灸15～20分钟，艾盒灸20～30分钟；脾俞穴用艾条灸5～15分钟，艾盒灸15～20分钟（图69）。

【老中医的话】

中医学认为，本病多因肺经风热阻于肌肤所致；或因过食肥甘、油腻、辛辣食物，脾胃蕴热，湿热内生，熏蒸于面而成；或因青春之体，血气方刚，阳热上升，与风寒相搏，郁阻肌肤所致。

【温馨提示】

◎随着人们饮食不节情况的增多，青少年中出现痤疮的人越来越多，痤疮已经成为严重影响青年男女脸面的疾病。对于这种毛病，治疗时间越早越有效，在刚出现时，使用艾灸来进行治疗，可以取得满意的效果。

◎每天要用温水洗脸，可选择硫黄皂或刺激性小的香皂，清除皮肤表面过多的油脂及污垢，保持毛囊口通畅。不要使用油性化妆品。不要用手挤压皮疹，否则容易使毛孔变粗大或形成瘢痕。如果口鼻周围有化脓感染，更不能乱挤，以免造成严重感染或并发症。日常饮食避免过食糖类、脂肪食物，忌食油炸、辛辣刺激性食物。平时多饮温开水，多食新鲜蔬菜和水果，保持大便通畅。

◎治疗痤疮，可用双孔、四孔或六孔艾灸盒进行施灸，或艾条温和灸法，每次取3～5穴，艾条温灸各穴10～15分钟，或艾盒灸各穴15～30分钟，以局部皮肤红润为度，每日1次，10次为1个疗程，间隔2～3天再开始下一疗程。长期坚持艾灸治疗，一定要灸好、灸透，才会有较好的疗效。

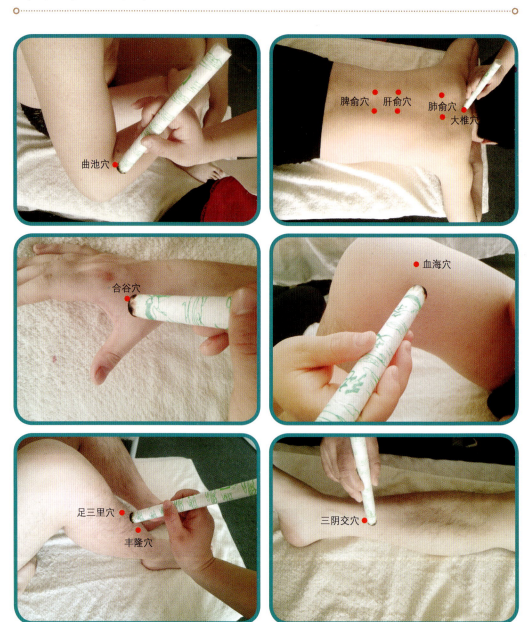

图69

78. 荨麻疹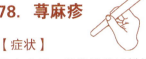

【症状】

荨麻疹是一种常见的过敏性皮肤病。蚊叮虫咬、日光暴晒，寒风刺激，接触化学物质或粉尘，吃鱼虾、海鲜等食物及精神紧张等诸多因素，均可引发此病。

【自我诊断】

主要表现为皮肤出现红色或白色风疹块，大小不一，小如芝麻，大如蚕豆，扁平凸起，时隐时现，奇痒难忍，如虫行皮中，搔抓后皮损增大增多，融合成不规则形状。发作时症状可持续数小时或数十小时，消退后不留痕迹。慢性病患者可反复发作，持继数月甚至数年之久。

【施灸部位】

肺俞穴用艾条灸5～10分钟，艾盒灸10～15分钟；足三里穴、委中穴用艾条灸5～15分钟，艾盒灸15～30分钟；三阴交穴、肝俞穴、气海穴、风市穴用艾条灸10～15分钟，艾盒灸15～30分钟；大椎穴用艾条灸15～20分钟，艾盒灸20～30分钟；脾俞穴用艾条灸5～15分钟，艾盒灸15～20分钟；神阙穴用艾炷灸5～7壮，艾条灸10～15分钟，艾盒灸15～30分钟（图70）。

【老中医的话】

中医学认为，荨麻疹属"瘾疹""风疹"范畴，多因风寒、风热蕴结于肌肤，或过食肥甘厚味、辛辣刺激的食物致使肠胃不和，湿热郁于肌肤而致。

【温馨提示】

◎日常饮食应忌吃鱼虾、海鲜等食物，避免接触各种致敏原。急性发作时，严重的患者应及时采取药物治疗。

◎治疗荨麻疹，可用双孔、四孔或六孔艾灸盒进行施灸，或艾条温和灸法，每次取3～5穴，艾条温灸各穴10～15分钟，或艾盒灸各穴15～30分钟，以局部皮肤红润为度，每日1次，10次为1个疗程，间隔2～3天再开始下一疗程。长期坚持艾灸治疗，一定要灸好、灸透，才会有较好的疗效。

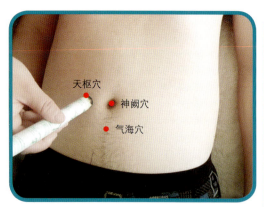

天枢穴
神阙穴
气海穴

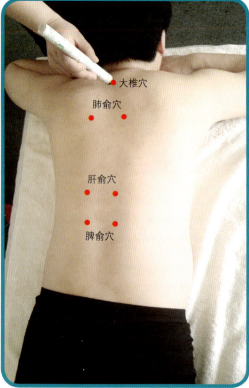

大椎穴
肺俞穴
肝俞穴
脾俞穴

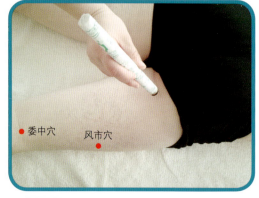

委中穴
风市穴

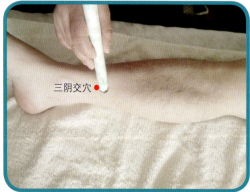

三阴交穴

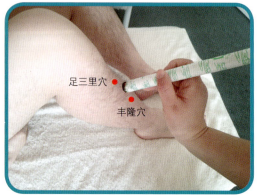

足三里穴
丰隆穴

图70

79. 雀斑、黄褐斑

【症状】

雀斑是指发生在鼻部、面部的一种状若芝麻、散在的黄褐色或者黑褐色斑点，日晒后色泽变深但无痛痒的皮肤病。本病多有家族史，好发于学龄前人群，随着年龄的增长，斑点数量逐渐增多，至青春期达到高峰，而后又逐渐减少。黄褐斑是一种病因不明的面部色素代谢异常的皮肤病，多见于年轻的女性，尤以妊娠期女性为多见。

【自我诊断】

雀斑的颜色、数量及深浅都与日晒有关。雀斑小的如针尖，大的如绿豆，独立成形，互不融合，不痛不痒。黄褐斑的主要表现为颜面部位出现大小不一的黄褐色斑点，颜色深浅不一，日晒后加重，多呈对称性，无自觉症状。现代医学认为，黄褐斑与内分泌失调有关。如妊娠期、服避孕药期间或停经后容易出现黄褐斑；卵巢病变、内分泌疾病、慢性肝病等也会引发此病。

【施灸部位】

阿是穴就是在斑点的部位进行施灸，用艾条灸5～15分钟，艾盒灸15～30分钟；肺俞穴用艾条灸5～10分钟，艾盒灸10～15分钟；足三里穴、关元穴用艾条灸5～15分钟，艾盒灸15～30分钟；三阴交穴、肝俞穴、血海穴、太溪穴用艾条灸10～15分钟，艾盒灸15～30分钟；大椎穴用艾条灸15～20分钟，艾盒灸20～30分钟；脾俞穴用艾条灸5～15分钟，艾盒灸15～20分钟；神阙穴用艾条灸5～15分钟，艾盒灸20～30分钟；合谷穴用艾条灸10～15分钟；气海穴用艾炷灸5～7壮，艾条灸10～15分钟，艾盒灸15～30分钟（图71）。

【老中医的话】

中医学认为，肝主藏血，喜条达而恶抑郁，若情志不遂，肝失条达，或阴血暗耗，或生化之源不足，均可导致肝气郁结不舒。郁久化热，灼伤阴血，致使颜面气血失和而发病。肾藏精、为水，水亏则火旺，津血暗耗，不能濡润于颜面，而枯萎发斑，脾虚不能健运，气虚生化乏源，以致气血不足，不能上荣于面而发生此病症。

【温馨提示】

◎此病症的治疗需要使人体的气血充盛、脏腑功能正常才会使斑点消失。日常饮食宜清淡、营养均衡，少吃肥甘厚味、辛辣刺激性食物；避免长时间在户外风吹日晒等。

◎治疗雀斑、黄褐斑，可用双孔、四孔或六孔艾灸盒进行施灸，或艾条温和灸法，每次取3～5穴，艾条温灸各穴10～15分钟，或艾盒灸各穴15～30分钟，以局部皮肤红润为度，每日1次，10次为1个疗程，间隔2～3天再开始下一疗程。长期坚持艾灸治疗，一定要灸好、灸透，才会有较好的疗效。

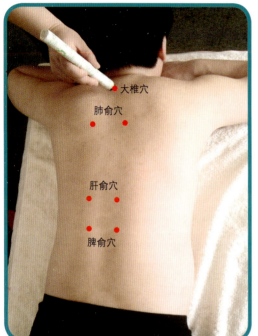
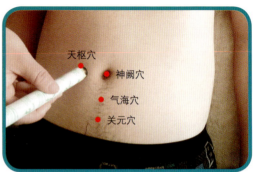
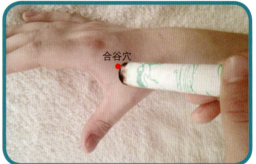
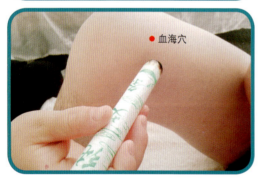
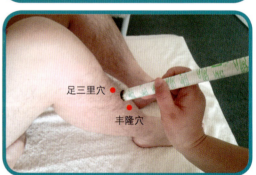
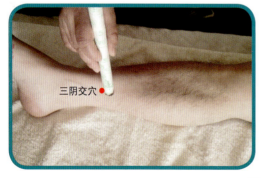
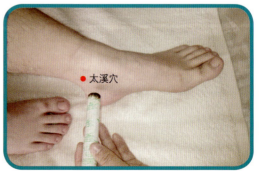

图71

80. 湿疹

【症状】

湿疹是一种常见的过敏性炎症性皮肤病，好发于四肢、手、面、肛门周围，阴囊、臀部等处。

【自我诊断】

湿疹的特点是多形性皮损，常呈弥漫性对称分布，剧烈瘙痒、反复发作，一年四季均可发病。湿疹在临床上有急性和慢性之分。急性期可出现皮肤潮红、皮疹、水疱、脓疱，有渗出、结痂和瘙痒；慢性期可出现鳞屑、苔癣等皮损，皮疹有渗出和融合倾向。患有湿疹病的人很痛苦，病情反反复复，瘙痒剧烈，说话、走路、休息时，常常忍不住而抓痒，甚至睡梦中也在抓痒。

现代医学认为，本病常是因接触过敏原而引发，如化学粉尘、丝毛织物、油漆、药物等，治疗主要是抗过敏、抗感染、外用药治疗，目前仍无特效药物，治愈率及显效率低，容易复发。湿疹患者常陷入因瘙痒而去搔抓，由于搔抓又引起皮肤增厚，皮肤增厚又引起瘙痒的恶性循环状态。

【施灸部位】

阿是穴：就是在病灶皮损部位处及其附近位置刺血拔罐10～15分钟后，再艾灸10～15分钟，排出毒素和垃圾，直至病灶消失。应根据病灶皮损部位的大小，确定罐具大小及多少，以覆盖全部皮损区为标准，每日1～2次，至皮损处结痂后脱屑愈合为止；大椎穴、血海穴用刺血拔罐10～15分钟后再艾灸，艾条灸10～15分钟；肺俞穴对皮肤病有很好的疗效，刺血拔罐10～15分钟后再艾灸，艾条灸10～15分钟；脾俞穴用艾条灸5～15分钟，艾盒灸15～20分钟；足三里穴、三阴交穴、曲池穴用艾条灸5～15分钟，艾盒灸15～30分钟（图72）。

【老中医的话】

中医学认为，湿疹主要是由于素体脾胃虚弱或饮食不节，湿热内蕴，加之外感风邪相搏于皮肤所致。因此，湿疹的治疗中排出湿毒很关键。采用刺血拔罐后再艾灸的方法，直接作用于病变皮损部位，能够在最短的时间内排出湿毒，迅速止痒，消退红疹，缓解病情，直至健康痊愈。

【温馨提示】

◎治疗期间忌食鱼虾、海鲜等水产品和辛辣刺激性的食物。皮损的部位不可暴晒，也不宜用热水烫洗和肥皂擦洗，远离或避免过敏原等。保持患处清洁，以防感染。注意劳逸结合、调畅心情，避免精神刺激，必要时可采取药物治疗。

◎湿疹的治疗，应刺血拔罐后再艾灸，可用双孔、四孔或六孔艾灸盒进行施灸，或艾条温和灸法，每次取3～5穴，艾条温灸各穴10～15分钟，或艾盒灸各穴15～30分钟，以局部皮肤红润为度，每日1次，10次为1个疗程，间隔2～3天再开始下一疗程。长期坚持艾灸治疗，一定要灸好、灸透，才会有较好的疗效。

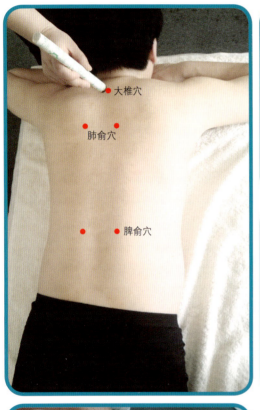

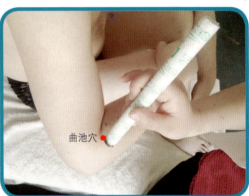

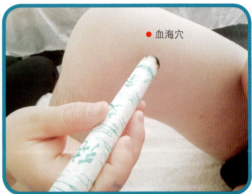

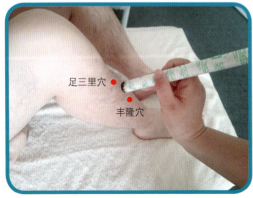

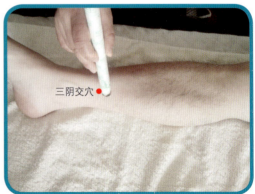

图72

81. 神经性皮炎

【症状】

神经性皮炎是一种常见的慢性炎症性皮肤病，多见于成年人。病灶多在头、眼睑、颈、背、肩、前臂外侧、腰和阴部，也有泛及全身者，此病症多反复发作。现代医学认为，本病与神经系统功能障碍、大脑皮质兴奋和抑制过程失衡有关。焦虑、情绪紧张等因素是发病的诱因。

【自我诊断】

患部有阵发性瘙痒，出现成群粟粒和米粒大小的扁平丘疹，呈圆形、多角形或不规则形，表面光滑，淡褐色，皮纹加深，表面覆盖有秕糠状鳞屑，多为局部出现，也有播散型。

【施灸部位】

阿是穴：就是在病灶皮损部位处及其附近位置刺血拔罐10～15分钟后，再艾灸10～15分钟，排出毒素和垃圾，直至病灶消失。应根据病灶皮损部位的大小，确定罐具大小及多少，以覆盖全部皮损区为标准，每日1～2次，至皮损处结痂后脱屑愈合为止；大椎穴、血海穴用刺血拔罐10～15分钟后再艾灸，艾条灸10～15分钟；肺俞穴对皮肤病有很好的疗效，刺血拔罐10～15分钟后再艾灸，艾条灸10～15分钟；脾俞穴用艾条灸5～15分钟，艾盒灸15～20分钟；足三里穴、三阴交穴、曲池穴用艾条灸5～15分钟，艾盒灸15～30分钟（同图72）。

【老中医的话】

中医学认为，此病多是因湿热邪毒蕴于肌肤，使经络阻滞气血，运行失调，肌肤失其濡养而致。

【温馨提示】

◎治疗期间忌食鱼、虾、海鲜等食物，忌辛辣、油腻之品。皮损处不可搔抓和暴晒以及热水烫洗。本病治疗周期要长，患者要有耐心，坚持艾灸会收到良好的效果。

◎治疗神经性皮炎，可用双孔、四孔或六孔艾灸盒进行施灸，或艾条温和灸法，每次取3～5穴，艾条温灸各穴10～15分钟，或艾盒灸各穴15～30分钟，以局部皮肤红润为度，每日1次，10次为1个疗程，间隔2～3天再开始下一疗程。长期坚持艾灸治疗，一定要灸好、灸透，才会有较好的疗效。

82. 银屑病

【症状】

银屑病是一种病因尚未明了的慢性皮肤病。可能与遗传、感染、内分泌失调、代谢障碍及神经因素、免疫功能紊乱有关。本病多发于颈项部、上眼睑、大腿内侧、小腿部、肘弯及会阴部，一年四季，男女老幼均可发病。

【自我诊断】

此病初发如扁平丘疹，皮色正常或呈褐色，干燥而结实，久之丘疹融合成片，并逐渐增大、增厚，状如牛皮、厚而坚硬，上面附着多层银白色鳞屑；有阵发性奇痒，搔抓时无痛感，皮肤破损处有潮红、糜烂，病情恶化时，瘙痒加重，时愈时发，反复缠绵，难以根治。

【施灸部位】

阿是穴：就是在病灶皮损部位处及其附近位置刺血拔罐10～15分钟后，再艾灸10～15分钟，排出毒素和垃圾，直至病灶消失。应根据病灶皮损部位的大小，确定罐具大小及多少，以覆盖全部皮损区为标准，每日1～2次，至皮损处结痂后脱屑愈合为止；大椎穴、血海穴用刺血拔罐10～15分钟后再艾灸，艾条灸10～15分钟；肺俞穴对皮肤病有很好的疗效，刺血拔罐10～15分钟后再艾灸，艾条灸10～15分钟；脾俞穴用艾条灸5～15分钟，艾盒灸15～20分钟；足三里穴、三阴交穴、曲池穴用艾条灸5～15分钟，艾盒灸15～30分钟（同图72）。

【老中医的话】

本病属于中医"白疕""牛皮癣"范畴，多因风、湿、热、毒之邪蕴结于肌肤，或营血不足、血虚生风而引起。根据中医理论，银屑病可分为血虚型、血瘀型。血虚型银屑病或血燥型银屑病是因为身体不能营养肌肤而使皮肤干燥，产生鳞屑。血瘀型银屑病，则是因为血行不畅，郁热不化而产生银屑病变。

【温馨提示】

◎治疗期间忌食鱼、虾、海鲜等食物，忌辛辣、油腻之品。皮损处不可搔抓和暴晒以及用热水烫洗。本病的治疗周期要长，患者要有耐心治疗，坚持艾灸会收到良好的效果。

◎治疗银屑病，可用双孔、四孔或六孔艾灸盒进行施灸，或用艾条温和灸法，每次取3～5穴，艾条温灸各穴10～15分钟，或艾盒灸各穴15～30分钟，以局部皮肤红润为度，每日1次，10次为1个疗程，间隔2～3天再开始下一疗程。长期坚持艾灸治疗，一定要灸好、灸透，才会有较好的疗效。

83. 带状疱疹

【症状】

带状疱疹是一种由病毒引起的以神经痛为特征的急性炎症性皮肤病。临床特点为初起皮肤出现红斑、丘疹，继之出现多数成簇的水疱，自觉灼热疼痛。水疱多发生于身体的一侧，沿着外周神经部位呈条带状分布，一般不超过前后正中线。此病最常见于胸胁部或腰部，也可见头面部、外阴、四肢，严重者可见有发热、头痛、倦怠、食欲不振等全身症状。皮损消退后，可遗留顽固性神经痛。

【自我诊断】

此病症将要发疱疹的部位会有疼痛、烧灼感。疱疹初起时颜面部皮肤呈不规则或圆锥形红斑，数小时后在红斑上出现水疱，水疱逐渐增多并能合并为大的水疱，严重者可为血疱，如继发感染则出现脓疱。数日后，疱浆混浊，并逐渐吸收，呈痂壳状，1~2周脱痂，遗留的色素也逐渐消退，一般不留瘢痕，常伴有低热、乏力症状，老年人的病程常为4~6周，有超过8周者。常伴有神经痛，多在皮肤黏膜病损完全消退后1个月内消失，少数患者可持续1个月以上，甚至有达半年以上者。

【施灸部位】

阿是穴（病灶区部位）刺血拔罐10~15分钟后，再艾灸10~15分钟。就是在是局部皮损病灶处，先用三棱针在疱疹周围刺络出血，疱疹的水疱也要刺破，再将罐具依次扣拔在疱疹集簇处，罐数以排满为度，不要遗漏。罐内可吸拔出黄水和瘀血，每日1次，快者一般3~5次即可痊愈，而且不留顽固性的神经痛。对于遗留神经痛的患者，可在疼痛处，刺血拔罐后艾灸即可。

大椎穴、肺俞穴、血海穴刺血拔罐10~15分钟后再艾灸，艾条灸10~15分钟；脾俞穴用艾条灸5~15分钟，艾盒灸15~20分钟；足三里穴、中脘穴用艾条灸5~15分钟，艾盒灸15~30分钟；三阴交穴用艾条灸10~15分钟，艾盒灸15~30分钟；神阙穴用艾条灸5~15分钟，艾盒灸20~30分钟；气海穴用艾炷灸5~7壮，艾条灸10~15分钟，艾盒灸15~30分钟（图73）。

【老中医的话】

中医学认为，此病又称之为"缠腰火丹""蛇串疮""火带疮""串腰龙"等，多因湿热火毒侵犯皮肤所致。病症初起多为肝胆湿热、气滞血瘀，后期多为经络阻滞、余毒不清。

【温馨提示】

◎治疗期间忌食鱼虾、海鲜等水产品和辛辣刺激性的食物。皮损的部位不可暴晒，也不宜用热水烫洗和肥皂擦洗，远离或避免过敏原。保持患处清洁，以防感染。注意劳逸结合、调畅心情，避免精神刺激，必要时可采取药物治疗。

　◎治疗带状疱疹，可用双孔、四孔或六孔艾灸盒进行施灸，或艾条温和灸法，每次取3~5穴，艾条温灸各穴10~15分钟，或艾盒灸各穴15~30分钟，以局部皮肤红润为度，每日1次，10次为1个疗程，间隔2~3天再开始下一疗程。长期坚持艾灸治疗，一定要灸好、灸透，才会有较好的疗效。

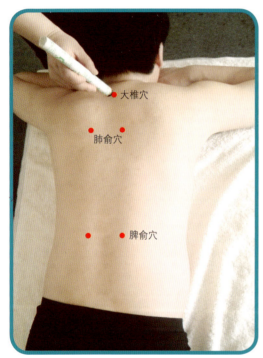

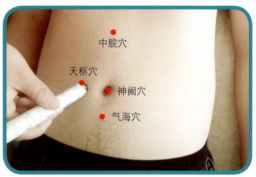

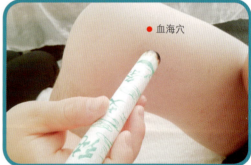

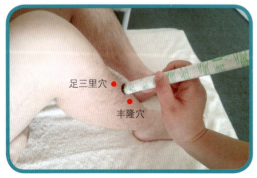

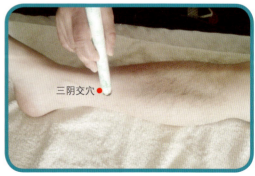

图73

84. 疔疮、疖肿、痈

【症状】

疔疮、疖肿、痈是好发于颜面、手足、背部、四肢的外科疾病。

【自我诊断】

疔疮初起形小根深、底脚坚硬如钉，因发病部位和形状的不同，而有"人中疔""蛇头疔""红丝疔""下唇疔"及"鼻疔"等名称。疖肿初起时局部皮肤肿胀，有压痛伴有灼热感，严重者可出现恶寒、发热等全身症状。炎症继续发展，红肿增大，疼痛呈波动性，局部变硬，患者可出现高烧、寒战等，继则变软化脓，称为痈。

【施灸部位】

阿是穴：就是在疔疮、疖肿、痈病灶的皮损部位及其附近位置刺血拔罐10～15分钟后，再艾灸10～15分钟，排出毒素和垃圾，直至病灶消失。应根据病灶皮损部位的大小，确定罐具的大小及多少，以覆盖全部皮损区为标准。每日1～2次，至皮损处结痂后脱屑愈合为止。

【老中医的话】

中医学认为，疔疮、疖肿、痈都是火毒盛引起的，均可以用刺血拔罐，再艾灸的方法治疗，在疔疮、疖肿等病灶处及其附近位置上先刺血后拔罐，排出脓栓，直至肿消脓除后痊愈。刺血后拔罐10～15分钟，再艾灸10～15分钟。

【温馨提示】

◎治疗期间，饮食宜清淡，多食蔬菜、瓜果之类，忌辛辣、肥甘、油腻之品。多饮水或绿茶，保持大便通畅。

◎治疗疔疮、疖肿、痈，可采取艾条温和灸法，每次取3～5穴，艾条温灸各穴10～15分钟，以局部皮肤红润为度，每日1～2次，直至痊愈为止。

85. 痔疮

【症状】

痔疮是指直肠末端黏膜和肛管皮肤的下静脉丛发生扩张和迂曲所形成的柔软的静脉团。如发生在肛门内的叫内痔；在肛门外的叫外痔；内外均有的为混合痔。

【自我诊断】

外痔在肛门边常有赘生的皮瓣，发生炎症时会出现疼痛；内痔可见排便不畅，肛门坠胀，便时有物脱出，出血，颜色鲜红，有时附在粪便外部，有时便后滴血、喷血、射血；痔核可出现肿胀、疼痛、瘙痒、流水、出血，大便时会脱出肛门外等。

【施灸部位】

命门穴、腰俞穴、会阳穴、大肠俞穴、承山穴用艾条灸10～15分钟，艾盒灸15～30分钟；长强穴用艾条灸10～15分钟（图74）。

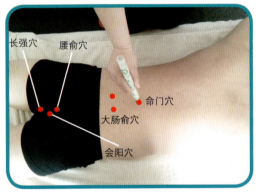

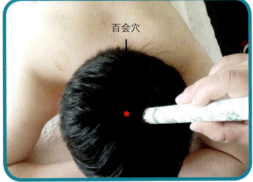

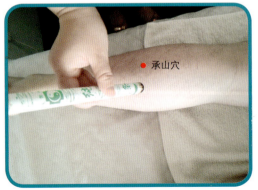

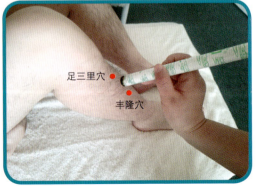

图74

【老中医的话】

中医学认为，本病多因久坐、久站、负重远行或饮食失调，或嗜食辛辣、肥甘之物，泻痢日久，劳倦过度等因素，导致肛肠气血失调、脉络瘀滞、湿热下注肛门而引起。

【温馨提示】

◎治疗期间忌食生、冷、辛辣刺激性食物，忌久坐、久站、劳累、负重。饮食宜清淡，多吃新鲜蔬菜、水果和粗纤维食物，保持大便通畅。经常做提肛锻炼，以增强肛门括约肌的功能。

◎治疗痔疮，可用双孔、四孔或六孔艾灸盒进行施灸，或艾条温和灸法，每次取3～5穴，艾条温灸各穴10～15分钟，或艾盒灸各穴15～30分钟，以局部皮肤红润为度，每日1次，10次为1个疗程，间隔2～3天再开始下一疗程。长期坚持艾灸治疗，一定要灸好、灸透，才会有较好的疗效。

86. 慢性鼻炎

【症状】

慢性鼻炎是指鼻腔黏膜下层的慢性炎症。现代医学认为，本病多是因急性鼻炎反复发作或失治而造成。也可因慢性扁桃体炎、鼻窦炎及邻近组织病灶的反复感染或气体、粉尘、花粉等长期刺激而引发本病。

【自我诊断】

主要表现有突发性鼻痒、连续打喷嚏、鼻塞流涕、分泌物增多、嗅觉减退，甚至香臭不闻、咽喉干燥，伴有头晕、头痛等。

【施灸部位】

迎香穴乃通鼻窍、治鼻塞、鼻炎的有效穴位；印堂穴灸之可通调鼻部之气血，可用艾条灸5～15分钟；曲池穴用艾条灸10～15分钟，艾盒灸15～30分钟；合谷穴用艾条灸10～15分钟；肺俞穴、风池穴用艾条灸5～10分钟，艾盒灸10～15分钟；大椎穴、风门穴用艾条灸5～15分钟，艾盒灸15～30分钟（图75）。

【老中医的话】

中医学认为，本病属"伤风""鼻渊"范畴。多因外感风寒、风热，迁延日久而至脉络受阻、气血壅滞鼻窍而成，也可因脾肺气虚、肺气失宣、脾失健运而引发。

【温馨提示】

◎艾灸疗法对缓解和治疗鼻炎有较好的疗效，适用于过敏性鼻炎、鼻窦炎、急性鼻炎、慢性鼻炎、干酪性鼻炎、肥厚性鼻炎、干燥性鼻炎、萎缩性鼻炎。尽量避免过敏原，积极查治可能引发鼻炎的其他疾病。日常生活起居，要避免伤风感冒；进行适当的体育锻炼来增强体质。

◎治疗鼻炎，可用艾条温和灸法，以局部皮肤红润为度。但面部艾灸时，最好用手拿着艾条施灸，尽量感觉热，这样效果好，从迎香穴开始施灸，在迎香穴的部位多停留一会，感觉热的时候，移至鼻梁，来回几个回合，感觉热移到印堂穴，多停留一会儿，感觉热移到攒竹穴、阳白穴、太阳穴，施灸30～60分钟。每日1次，10次为1个疗程，间隔2～3天再开始下一疗程。长期坚持艾灸治疗，一定要灸好、灸透，才会有较好的疗效。

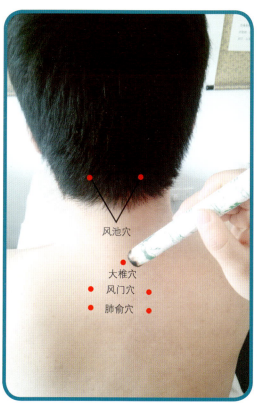

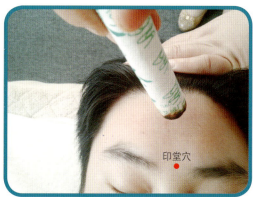

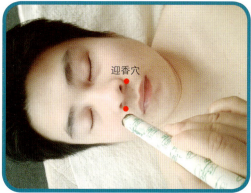

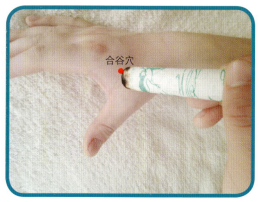

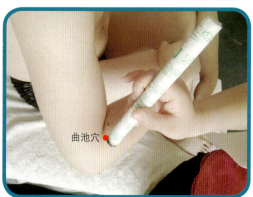

图75

87. 过敏性鼻炎

【症状】

过敏性鼻炎又称变态反应性鼻炎，是身体对某些过敏原的敏感性异常增高而出现的一种以鼻黏膜病变为主要特征的异常反应。

【自我诊断】

现代医学认为，本病与过敏性变态反应体质、精神失调、内分泌失调等因素有关，常因气温变化、化学气体、烟尘花粉、药物反应刺激等引发。临床表现有鼻塞、鼻痒、流涕、喷嚏、咳嗽、嗅觉减退等。

【施灸部位】

迎香穴乃通鼻窍、治鼻塞、鼻炎的有效穴位；印堂穴灸之可通调鼻部之气血，可用艾条灸5～15分钟；曲池穴用艾条灸10～15分钟，艾盒灸15～30分钟；合谷穴用艾条灸10～15分钟；肺俞穴、风池穴用艾条灸5～10分钟，艾盒灸10～15分钟；大椎穴、风门穴用艾条灸5～15分钟，艾盒灸15～30分钟（同图75）。

【老中医的话】

中医学认为，本病属"鼻渊"范畴，多因肺气虚弱，脾胃气虚，又外感风寒，邪气客肺，使肺气不宣、鼻窍不通所致。

【温馨提示】

◎适当锻炼，以增强机体的抗过敏能力。避免接触过敏原，以切断引发此病的诱因。

◎治疗过敏性鼻炎，可用艾条温和灸法，以局部皮肤红润为度。但面部艾灸时，最好用手拿着艾条施灸，尽量感觉热，这样效果好，从迎香穴开始艾灸，在迎香穴的部位多停留一会儿，感觉热的时候，移至鼻梁，来回几个回合，感觉热移到印堂穴，多停留一会儿，感觉热移到攒竹穴、阳白穴、太阳穴，施灸30～60分钟。每日1次，10次为1个疗程，间隔2～3天再开始下一疗程。长期坚持艾灸治疗，一定要灸好、灸透，才会有较好的疗效。

88. 急慢性咽炎

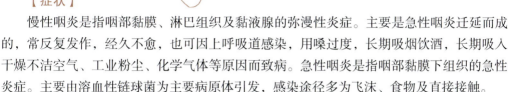

【症状】

慢性咽炎是指咽部黏膜、淋巴组织及黏液腺的弥漫性炎症。主要是急性咽炎迁延而成的，常反复发作，经久不愈，也可因上呼吸道感染，用嗓过度，长期吸烟饮酒，长期吸入干燥不洁空气、工业粉尘、化学气体等原因而致病。急性咽炎是指咽部黏膜下组织的急性炎症。主要由溶血性链球菌为主要病原体引发，感染途径多为飞沫、食物及直接接触。

【自我诊断】

慢性咽炎的主要表现有咽部不适，有烧灼感，咽部干燥发痒感、异物感，有时有微痛、吞咽不适、声音嘶哑或失音，分泌物多且黏稠，咽部反射敏感，张口或压舌时易恶心，黏膜充血或见咽后淋巴滤泡呈颗粒状突起于黏膜表面。还可能伴有咳嗽、咳痰、晨起更甚。急性咽炎表现为发热、全身不适、头痛、食欲不振或咳嗽、咽部不适、干燥灼热感、咽痛、吞咽时加重，并可放射至耳部。咽部黏膜充血，以口咽外侧的黏膜为甚，咽后淋巴滤泡肿大，扁桃体及软腭均可见红肿。两侧颈部可触及肿大的淋巴结并有压痛。

【施灸部位】

大椎穴用艾条灸5～15分钟，艾盒灸15～30分钟；风池穴、肺俞穴用艾条灸5～10分钟，艾盒灸10～15分钟；曲池穴、太溪穴用艾条灸10～15分钟，艾盒灸15～30分钟；天突穴用艾条灸5～10分钟；列缺穴、内关穴、孔最穴用艾条灸5～15分钟（图76）。

【老中医的话】

急慢性咽炎属于中医"喉痹"范畴。多因热邪犯肺、肾阴亏耗、胃火上蒸、虚火上扰所致。

【温馨提示】

◎饮食应注意调节，忌食辛辣、刺激性食物，戒烟酒。治疗期间少用嗓，少发音，适当地进行锻炼，以增强体质，提高机体免疫力。

◎治疗急慢性咽炎，可用双孔、四孔或六孔艾灸盒进行施灸，或艾条温和灸法，每次取3～5穴，艾条温灸各穴10～15分钟，或艾盒灸各穴15～30分钟，以局部皮肤红润为度，每日1次，10次为1个疗程，间隔2～3天再开始下一疗程。长期坚持艾灸治疗，一定要灸好、灸透，才会有较好的疗效。

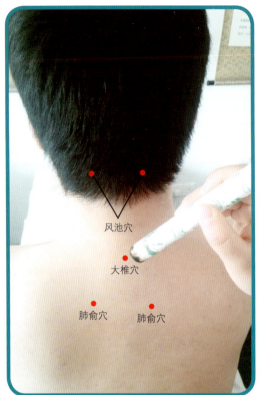

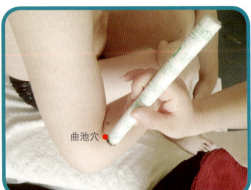

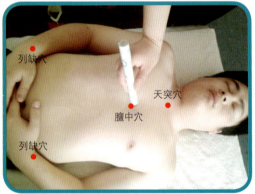

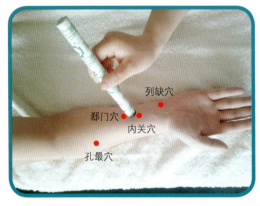

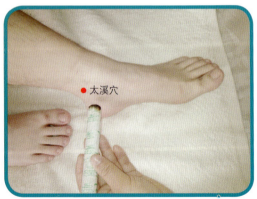

图76

89. 扁桃体炎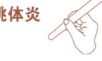

【症状】

扁桃体炎是指咽部淋巴组织受到细菌和病毒感染而引起的一种咽喉部炎性疾病，多发于儿童和青少年。患者一般在疲劳、感冒、受凉以后，机体抵抗力下降时感染发病，并通过飞沫接触、用品接触或食物而传染给别人。

【自我诊断】

急性起病急骤，伴有高热、头痛、恶心、呕吐、全身不适、吞咽困难、咽部充血及扁桃体肿大；慢性大多是急性反复发作，治疗不当迁延而致。有头痛、乏力、咽部不适、消化不良、易疲劳及夜间低热等症状。

【施灸部位】

扁桃体穴用艾条灸5～15分钟；大椎穴用艾条灸5～15分钟，艾盒灸15～30分钟；风池穴用艾条灸5～10分钟，艾盒灸10～15分钟；合谷穴用艾条灸10～15分钟；少商穴用艾条灸5～10分钟（图77）。

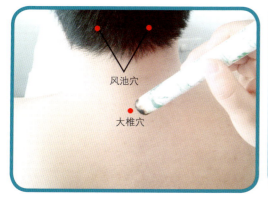
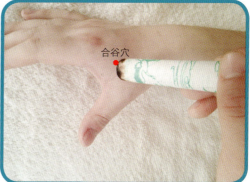
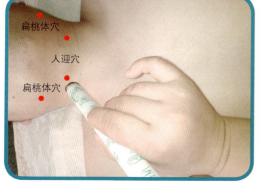
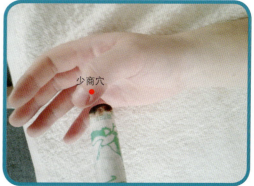

图77

【老中医的话】

中医学认为，本病属"乳蛾"范畴，多因外感风热邪毒，使肺、胃火热上蒸，火热毒邪蕴结于咽喉部，复感风热之邪，热毒上壅咽喉所致。多发于冬春季节，尤以儿童、青壮年多见。

【温馨提示】

◎艾灸疗法对此病有较好的疗效。饮食宜清淡，忌辛辣；洗漱用具及碗筷要与他人分开。以免发生交叉感染。

◎治疗扁桃体炎，可用双孔、四孔或六孔艾灸盒进行施灸，或艾条温和灸法，每次取3～5穴，艾条温灸各穴10～15分钟，或艾盒灸各穴15～30分钟，以局部皮肤红润为度，每日1次，10次为1个疗程，间隔2～3天再开始下一疗程。长期坚持艾灸治疗，一定要灸好、灸透，才会有较好的疗效。

90. 牙痛

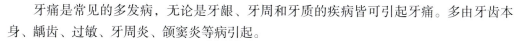

【症状】

牙痛是常见的多发病，无论是牙龈、牙周和牙质的疾病皆可引起牙痛。多由牙齿本身、龋齿、过敏、牙周炎、颌窦炎等病引起。

【自我诊断】

主要表现为牙齿疼痛，咀嚼困难，遇到冷、热、酸、甜时牙痛加剧。可伴有牙龈肿胀或出血、牙龈萎缩、牙齿松动、颈淋巴结肿痛以及发热、食欲减退等症状。

【施灸部位】

阿是穴位于背部第7颈椎与第5胸椎之间，夹脊旁边3.33～6.66厘米处寻找出红色压痛点处取之，艾条灸5～10分钟，艾盒灸10～15分钟；牙痛点穴、下关穴、颊车穴用艾条灸5～10分钟；太溪穴用艾条灸10～15分钟，艾盒灸15～30分钟；合谷穴用艾条灸10～15分钟；风池穴、大椎穴、翳风穴用艾条灸5～15分钟（图78）。

【老中医的话】

中医学认为，本病多是因风热邪毒、胃火、肝火、虚火上扰，肾阴不足而致。一般可分为火牙痛和虫牙痛。火牙痛又分为风火牙痛、胃火牙痛、虚火牙痛，虫牙痛即龋齿牙痛。中医学认为："齿为骨之余，龈为胃之络。"所以牙龈肿痛多属胃火，应清胃，牙齿松动而痛属虚火应滋肾。

【温馨提示】

◎日常生活要注意口腔卫生，早晚刷牙，饭后漱口；睡前不吃零食，少吃过冷、过甜、过热、过酸的食物，查找并根治可能会引发牙痛的其他疾病。

◎治疗牙痛，可用双孔、四孔或六孔艾灸盒进行施灸，或艾条温和灸法，每次取3～5穴，艾条温灸各穴10～15分钟，或艾盒灸各穴15～30分钟，以局部皮肤红润为度，每日1次，10次为1个疗程，间隔2～3天再开始下一疗程。长期坚持艾灸治疗，一定要灸好、灸透，才会有较好的疗效。

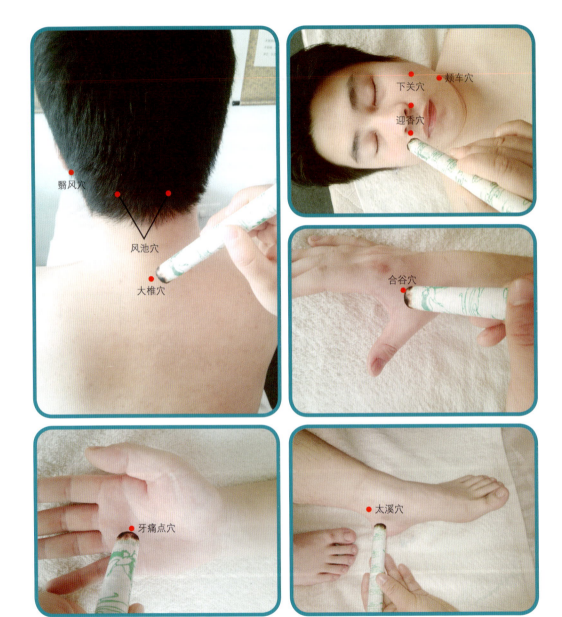

翳风穴

风池穴

大椎穴

下关穴

颊车穴

迎香穴

合谷穴

牙痛点穴

太溪穴

图78